戦略としての医療面接術

こうすれば
コミュニケーション能力は
確実に向上する

児玉 知之

柏厚生総合病院内科

医学書院

児玉 知之　略歴

2002 年　旭川医科大学医学部医学科卒
2002 年　聖路加国際病院内科にて初期研修
2004 年　同院内科チーフレジデント
2008 年　東京医科歯科大学精神科
2008 年　青梅市立総合病院精神科
2010 年　東京都立多摩総合医療センター精神科
2014 年　横浜みなと赤十字病院精神科　医長
2015 年　柏厚生総合病院内科

主な著作に，『内科レジデントの鉄則』（共著，医学書院），『一般臨床医のためのメンタルな患者の診かた・手堅い初期治療』（医学書院），『心因性愁訴を極める』（日本医事新報社）などがある。

本書に関するご質問・お問い合わせ・講演のご依頼などにつきましては，hmyzexsntk@yahoo.co.jp までお願いします。

戦略としての医療面接術

──こうすればコミュニケーション能力は確実に向上する

発　　行　2015 年 11 月 1 日　第 1 版第 1 刷Ⓒ

著　　者　児玉知之（こだまともゆき）

発行者　株式会社　医学書院
　　　　代表取締役　金原　優
　　　　〒113-8719　東京都文京区本郷 1-28-23
　　　　電話　03-3817-5600（社内案内）

印刷・製本　双文社印刷

本書の複製権・翻訳権・上映権・譲渡権・公衆送信権（送信可能化権を含む）は（株）医学書院が保有します．

ISBN978-4-260-02162-3

本書を無断で複製する行為（複写，スキャン，デジタルデータ化など）は，「私的使用のための複製」など著作権法上の限られた例外を除き禁じられています．大学，病院，診療所，企業などにおいて，業務上使用する目的（診療，研究活動を含む）で上記の行為を行うことは，その使用範囲が内部的であっても，私的使用には該当せず，違法です．また私的使用に該当する場合であっても，代行業者等の第三者に依頼して上記の行為を行うことは違法となります．

JCOPY　〈出版者著作権管理機構　委託出版物〉
本書の無断複製は著作権法上での例外を除き禁じられています．複製される場合は，そのつど事前に，出版者著作権管理機構（電話 03-3513-6969，FAX 03-3513-6979，info@jcopy.or.jp）の許諾を得てください．

はじめに〜本書のねらい〜

　患者とのコミュニケーションに注意を払えない医師は，医学的な専門性をいくら高めても，患者にとっては不完全な存在であり続けます

　患者から訴訟を起こされたことのある医師は，そうでない医師と比較して，患者とのコミュニケーションに無頓着であった傾向が明らかになっています（Levinson W, et al. 1997, 2011）。また医療訴訟にまで至った症例を検討してみると，その70％以上に，医師患者間のコミュニケーションに問題が存在していたことが明らかとなっています（Berkman ND, et al. 2011）。そして，医療訴訟の実際を検討すると，洋の東西を問わず，医学的にはむしろ妥当でその専門性が担保されていて，医学的には問題のない症例が数多いことも明らかとなっています。
　すなわち，われわれがいかに医学的に妥当で，高水準なスキル・知識を身につけたところで，それを患者にわかってもらえなければ，それは画餅にすぎなくなるということです。そして，コミュニケーションの不備は，患者とのトラブルに直結するということもこの事実からおわかりになるでしょう。

　医学は，日々ものすごい速さで進歩していますが，患者とどのようにコミュニケーションを図るべきかということに関しては，われわれはどちらかというと無頓着で，その歩みは遅々としたものでした。
　もちろん一昔前の医学教育と比べてみれば，いわゆるOSCEや卒前教育で医療面接は必修項目となり，医師患者間のコミュニケーションの重要性が強調されるようになってはいます。しかし体系的に，そしてより実践的に知識を整理する機会は，医師となってからはほぼないのが現状なのではないでしょうか。

　患者とのコミュニケーションといっても，その対象者たる患者のパーソナリティ，家庭環境や社会背景自体は多種多様で一つとして同じではありませんから，医療面接論，コミュニケーション論はどうしても抽象的な物言いに終始しがちです。

そして，実際に語られる内容も「患者の立場に立って愛護的に振る舞うべきだ」「傾聴して共感することが重要だ」などなど，確かにその通りなのですが，耳触りのよい，当たり前と思えることしか記載されていません。しかし，これでは実際に学ぶ側からしてみれば，不完全な内容にすぎません。その対象者である患者に伝わり，なおかつ彼らにアピールすることができてはじめて医学的に有効なコミュニケーションといえるからです。

　どんなに崇高で理想的なコミュニケーションのあり方を述べたとしても，実際にどのように行えば，患者にそのように感じてもらえるのか，どのように振る舞うと患者に誤解されてしまうのかまで，具体的に整理しておかないと，結局は患者の満足度に直結せず，実臨床では学んだ効果の半分も発揮されないことでしょう。

　本書のねらいは，医療サービスの基礎・本質は，医師患者間の良好なコミュニケーションに立脚するものであるというごく当たり前なことについて，「では，どのように行えばコミュニケーションがうまくいく可能性が高くなるのか」という方策を，実際に日常臨床で起きているような症例ごとに，実践的なかたちを通して提示することにあります。

　実際のケースは個別性が高いため，共通した正解はないようにみえますが，コミュニケーションがうまく立ち行かなくなるケースは，その原因が案外共通しているものです。

　「このようなケースでは，ここまでアピールしてはじめて患者にわかってもらえる確率が高まる」「こういうケースの時には，患者と〇〇のような行き違いが生じやすいので，必ず患者本人・家族と△△を確認しておくべきである」といったように，医療面接のシチュエーション・要素ごとに一つずつ言語化して整理できれば，われわれはそれらに対して意識的に注意を向けることができるようになります。

　そして日常臨床でそれらを繰り返せば，それはいわゆるスキルとして蓄積され，意識的に行えるようになります。そうなれば，しめたものです。

　どのような患者に対しても，コミュニケーション上，ブレの少ない，均一なクオリティの医療サービスを提供し続けることができるようになるはずです。

　医療面接やコミュニケーション論においては，その他の医療の領域と比較して，より経験的な物言いに終始しがちです。本書は，よりエビデンスに即したい

という思いから，医療面接・アドヒアランス・心理学などさまざまな文献を参照し，できるだけ独りよがりにならないように，十分注意してまとめたつもりです。そして，どうしても個人的に述べたいこと，実体験に即した内容については，章末ごとにコラムとして記載しました。

　特に参考にした研究については，本文中にも作者名，論文の発表年度を記載し，巻末に一覧としています。「こんな面白いコミュニケーションの研究を行っている人も存在するんだ」という視点だけでも楽しめる内容になっているのではと思います。

　最後になりましたが，長くキャリアを積んでいる医師であっても，数時間の医療面接のトレーニング介入をすることで，その後の患者の満足度が有意に高まることが複数の研究結果から明らかになっています(Roter DL, et al. 1995 など)。

　これをふまえれば，医療面接のスキルを見つめ直すということに関しては，どんな医師であっても遅きに失したということはないのです。本書は，年齢にして30歳代程度までの，医師患者間のコミュニケーションの難しさに気がついてきた医師を主たる対象としていますが，それ以上のキャリアをお持ちの，脂の乗り切った先生方でももちろん大歓迎です。さあ，コミュニケーションの知識を整理して，明日からの臨床に役立てましょう!!

　2015年　9月

児玉　知之

目次

第1章　解釈モデルは大事です ……… 1
モデルケース ……… 2
1　患者の解釈モデルとそこから派生する不安・受診動機の聴取の重要性について ……… 6
2　医師患者間の解釈モデルの乖離を埋めるために必要な3 step ……… 9
モデルケースに適応してみよう ……… 13
コラム1　雑談も重要な要素です？ ……… 16

第2章　スケジュールの明示とまとめ・方針の共有は大事です ……… 19
モデルケース ……… 20
1　検査・治療スケジュールの明示は大事です ……… 24
2　検査・治療の所要時間・スケジュールでさえも患者にとっては説明すべきこと ……… 25
モデルケースに適応してみよう ……… 29
コラム2　患者＝暗闇を進む迷い人？ ……… 37

第3章　共感のスキルと専門用語の多用について ……… 39
モデルケース ……… 40
1　共感とは？ ……… 45
モデルケースに適応してみよう ……… 55

第4章　openとcloseの質問を戦略的に活用しよう……59

モデルケース……60
1. open questionとは……65
2. closed questionとは……67
3. closed questionのネガティブな側面を感じさせない工夫……69
4. 診察終了時に「最後に何か質問はありますか？」と患者に聞くことの重要性……72

コラム3　door knob questionを聴いたばかりに………74
コラム4　手当ての効用……76

第5章　他医療機関からの紹介患者の扱いには注意しよう……79

モデルケース……80
1. 他医療機関の診断・治療経過をむやみに批判しない……86
2. まずは患者側の認識を確認する（先に医療者側の解釈・認識から語らない）……88
3. 前医療機関での服薬・治療へのアドヒアランスを必ず初回にチェックする……91

モデルケースに適応してみよう……93

コラム5　紹介された患者を断りたいときにはどうしよう……98

第6章　再診を円滑に進めるために……101

モデルケース……102
1. これはアドヒアランス要注意だなと感じたら………106
2. 患者のアドヒアランスをチェックするために……107
3. アドヒアランスが不良な患者の指導方法……108
4. 生活指導や内服を開始・維持させるための応答獲得方略……113
5. 患者の話を上手く中断するテクニックとは？……118
6. 患者が会話し続けられるメカニズムを考察してみる……120

7　患者からの話題提供量をコントロールしたいときには……120
コラム6　アドヒアランスを高めるその他の工夫……124

第7章　非言語性コミュニケーションスキルを高めよう……127

モデルケース……128
1　視線……132
2　表情……134
3　口調（声のトーンやスピード・大きさ・抑揚など）……136
4　相槌の効用について……138
モデルケースに適応してみよう……142
コラム7　高度な相槌（相手のことばを繰り返す相槌）について……146

第8章　傾聴と受容の心構え……147

モデルケース……148
1　傾聴とは？　ただ聞くのとは違うの？……152
2　傾聴の敷居は高い？……152
3　傾聴の本質は，時間を取って耳を傾けることに非ず……153
4　どうして受容的態度をとることは難しいのか？……154
5　患者を受容するコツとは？……155
6　受容的態度が上手くいかないサインとは？……156
7　傾聴と共感のスキルを分離して述べた理由……157
8　人は見た目が9割？　医師も見た目が9割？……159
9　白衣は清潔を保つために着るに非ず？　ユニフォームの効用……160
10　属性推論とユニフォーム効果……160
モデルケースに適応してみよう……162

第 9 章　緩和領域のコミュニケーションの特殊性　……… 165

モデルケース ……………………………………………………………………… 166

1　緩和ケア領域の特殊性1：患者の生命予後延長が主たる目的ではない……… 171
2　緩和ケア領域の特殊性2：患者の希望と家族の希望が乖離することも多い… 173
3　緩和ケア領域の特殊性3：死生観や宗教的な側面が入り込みやすい ……… 174
4　緩和ケア領域の特殊性4：医師以外のメディカルスタッフの感情にも，
　　より配慮が必要 ………………………………………………………………… 175
　コラム 8　看護師・薬剤師と上手く付き合うために ………………………… 178

第 10 章　コミュニケーションが成立しない患者には
　　　　　どうしたらいいの？　医療面接の応用例❶ ……… 185

モデルケース ……………………………………………………………………… 186

1　上手く説明を理解してもらえない〜患者のコミュニケーション能力が
　　低いのでは？ …………………………………………………………………… 189
2　医師は患者の理解能力には無関心？ ………………………………………… 191
3　患者のコミュニケーション能力に疑念を呈するポイント ………………… 192

モデルケースに適応してみよう ………………………………………………… 197

　コラム 9　感情失禁について …………………………………………………… 201
　コラム 10　急に認知症にはなりません〜入院治療中に認知機能が悪化したら …… 202

第 11 章　患者との距離感も重要です〜過ぎたるは
　　　　　猶及ばざるが如しにさせないためのコミュニケーション術〜
　　　　　医療面接の応用例❷ ……………………………… 203

モデルケース ……………………………………………………………………… 204

1　要求を聴きすぎるコミュニケーションは健全なコミュニケーションでは
　　ない ……………………………………………………………………………… 210

2 医療面接における主導権……………………………………………………211
3 患者が自身を優位にするために行う3つのパターンとは？………………212
4 どうして患者と医療者は心理的距離が近すぎるといけないの？…………216
コラム11 責任感が高じすぎても，猶，及ばざるが如し……………………220

第12章 患者もどきに注意〜悪質クレーマーに対しての対処法〜
医療面接の応用例❸ 223

モデルケース ……………………………………………………………………224
1 患者はお客様？ 要求は絶対なの？〜過度な要求に対しての対処法とは……229
2 トラブルに直結する患者の医療に対するよくある誤解……………………230
3 用心の仕方：医療の不確実性についての誤解は
  どの患者にも程度の差はあれ存在するものと思え……………………232
4 用心の仕方：医療の不確実性を盾にして要求を通そうとする患者に対しては
  医療面接では応対しない……………………………………………………233
5 患者もどきへの対処法〜医療面接の枠組み外での対応を考慮すべきとき……234
6 一定の確率で起こりうることという開き直りも重要………………………235
7 医療契約の法的な位置づけとは？……………………………………………236
モデルケースに適応してみよう ………………………………………………238
コラム12 医師の応召義務と診療拒否…………………………………………246

参考文献……………………………………………………………………………249
索引…………………………………………………………………………………255

第1章

解釈モデルは大事です

> **診察に至る背景設定（患者）**
>
> 患者は，36歳男性，田中信明（仮名）さんです。会社員でこれまで既往歴や健診の異常歴もなく，医療機関通院歴や特別な内服歴もなく健康そのものでした。2週間前から長引く湿性の咳と37～38℃程度の発熱，全身倦怠感が続くため，300床程度の病床を持つ病院の内科外来を受診しました。

> **診察に至る背景設定（医師）**
>
> 地方の国立大学を卒業後，臨床研修指定病院で2年間初期研修を修了した27歳の男性医師です。今後はまだサブスペシャリティは決めていませんが，内科の後期研修医として，初期研修を行った病院に残り研鑽を積む毎日です。2か月前から総合内科外来を週1日受け持つようになりました。まだ不慣れなため緊張もありますが，先週，初期の脳梗塞の徴候をいち早く発見し入院させた患者家族から謝辞を述べられ，医師としてますますやりがいを感じています。

モデルケース

[医師]「次の方どうぞ。田中さんですね。私は医師の○○といいます。今日はどういった症状で？」

[患者]「はあ，問診票にも書いたのですが，2週間くらい前から熱が続いて，咳も出るんですよね。ずっと止まらないんです。だから，検査してもらおうかと思ってきました」

[医師]「そうですか。2週間前からですね。ええと，咳は，痰が絡むような咳なんですか？」

[患者]「そうです。緑色の痰が出ます。たまに血が混じることもあります」

[医師]「そうですか。息を吸いこんだら，胸が痛むとか，そういうことはありますか？」

[患者]「ありません」

[医師]「ご家族とか周りの方にそういった症状の人は？」

[患者]「いません」

[医師]「最近旅行とか変わった場所に行かれたとかは？」

[患者]「はあ，ないですねえ。ずっと仕事してます。ちなみに営業職です」

[医師]「そうですか。わかりました。とりあえず身体診察をしますから，洋服を脱いでもらっていいですか？」

──── 患者，洋服を脱ぎ診察に応じる。医師，聴診を含めた身体診察を始める。

[医師]（急性の経過で湿性咳嗽が続いているから…まあ，あったとしても肺炎くらいかなあ。待ち患者も多いし，テキパキと捌こうかな…）

[医師]「そうですね。聴診上，下肺野に少し雑音があるかもしれません。検査をしましょう。レントゲン，採血，それと念のため心電図検査も受けてきてください」

[患者]「そうですか。わかりました。…先生，僕，変な病気って感じですか？」

[医師]「ええと，それは検査の結果をみてみないと何とも…。それじゃ受けてきてください」

──── 検査結果判明＋待ち時間まで2時間程度経過。再度診察。
患者は不安そうな表情を浮かべながら，重々しい足取りで診察室へ。

[医師]「田中さん，どうぞ。検査結果がでました」

[患者]「だいぶ時間がかかりましたね。先生，かなり悪いんでしょうか？」

[医師]「そうですねえ。順に説明していきますが，まず心電図，これは異常はありませんでした。次にレントゲンです。胸部レントゲンを撮ってもらいましたが，聴診の後にも言いましたよね，右の胸に…」

[患者]「あの…変な音がしたっていう…」

[医師]「そうです。やっぱり聴診の結果を裏づけるように，レントゲンで右の胸の…下肺野ですね，そこにうっすら病変があるんです。形状からいっても肺炎でいいと思います。採血でもね，白血球とCRPも上がっていますから，たぶん細菌性肺炎ですね」

[患者]「はあ，肺炎ですか。それって長引いたりするんですか？ …入院とかはしなくてもいいんですか？」

[医師]（ええと，このくらいなら入院しなくても大丈夫そうだぞ。成人市中肺炎診療ガイドラインでも軽症にあたりそうだしなあ。患者さんも不安そうな顔してるし，きっと入院したくないだろうしなあ，軽い肺炎だってことを説明してあげよう!!）

[医師]「入院ですか…。よほど悪い肺炎であれば，入院しないといけませんが，田中さんはまだお若いですし，基礎疾患もないので入院の適応にはあたらないと思います。ガイドラインでも，この程度であれば入院しなくてもいいことになってますから」

[患者]「はあ…そうなんですか。…治ればなんでもいいのですが…」

[医師]「まあ，治るかどうかは治療してみないとなんとも…でも最近は飲み薬でいいものがあってですね，1日1回飲むだけでいいですので。あとは…熱が辛ければ解熱薬を飲んだり，咳が辛ければ咳止めをお出ししますけど，どうしますか？」

[患者]「はあ，それでは，咳止めとか熱さましとかの薬もできればいただきたいです。ここ数日咳も辛くて寝てないんですよね」

[医師]「そうですか，わかりました。それじゃあ，抗生物質と一緒にお出ししておきますね。それでは，お大事にどうぞ」

[患者]「はあ，ありがとうございました」

(((((((((((((((((((((((((((((((((((((( ))))))))))))))))))))))))))))))))))))))

いかがだったでしょうか？
表向き患者は，診察を受け納得して帰宅しているように見えます。

この会話モデルを通読して，「そんなに問題ないな，ただの日常の診察風景だ

よ」と感じた皆さんは,是非本書でコミュニケーションスキルを一緒に整理していきましょう.

「いろいろ問題があるなあ」と感じた皆さんも,その日の体調やスケジュールなどによっては,このような診察になってしまうこともあるのではないでしょうか?

普段からコミュニケーションの重要性を理解し,ある程度実践できていても,「こういうときには必ずこうする」といったように,明確に言語化できていないと,われわれの診察時のコンディションいかんでは,なあなあ感じで診療してしまいがちです.

コミュニケーションは相手あってのものですが,こと医師患者間のコミュニケーションにおいては,その対象者(患者)に必ず言わなければならない,確認しなければならない must の手順が確実に存在します.それらは上手く言語化しておけば,手技や手術においての手順と同じように,一定の再現性を持たせることができますし,手順の使用不使用を意識的にコントロールすることもできます.そして,それらを習熟できれば,患者のキャラクターにかかわらず安定した診療ができるようになります.

モデルケースに話を戻しましょう.
冒頭のケースの医師が患者に示した治療方針どおり,外来での抗生物質内服加療ですぐに治癒できれば,結果オーライです.患者は感謝こそすれど,それほど不満などは示さないと思います.しかし,もし治癒が長引いたり,後日入院しなければならない状態になったらどうでしょうか?
冒頭のケースでは,後述するコミュニケーションの問題点があるため,患者は医師の説明には医師が思うほどには納得しておらず,一定の不安を持って帰宅しています.

このような患者は「上手くいかなかった」結果に対してはおそらく過敏に反応しますし,場合によっては,対応に相応に時間を割かなければならない過度なク

レーム，あるいは医事紛争にまで発展する可能性があります。

　患者という対象がいないと医師という職業は成り立ちません。ということは患者と上手くコミュニケーションをとるスキルがないと，いくら良い医療を行ったとしても，それが「良い」医療行為とみなされないばかりか，場合によってはある一定の確率でトラブルに巻き込まれる原因を自ら作ってしまうことにつながるわけです。

モデルケースの問題点

　このモデルケースでは，第 7 章（⇒ 127 頁）で後述する非言語コミュニケーションの要素を除外したとしても，ざっとまとめただけでも，以下の不備があります。

- 患者の解釈モデルとそこから派生する不安・受診動機の未聴取
- 検査や治療のスケジュール・道筋を明示していない
- open ではなく，closed な傾向の質問を多用していて，その後の配慮もない
- 共感の姿勢のアピールが不足している。傾聴の姿勢が不十分
- 医学専門用語を多用し，その説明がなされていない。説明した気になっている

　上記問題点を本章のみですべて説明すると，情報過多になってしまいますから，まず本章では医師患者間のコミュニケーションの要素のうち，最も基礎的ですが，最も重要である，解釈モデル・受診動機の聴取の重要性と作法について整理していきます。

1　患者の解釈モデルとそこから派生する不安・受診動機の聴取の重要性について

　患者は医療機関に来ること自体が非日常であって敷居が高いと感じている人がほとんどです。患者が医療機関を受診するのは「やむをえず」受診する場合がほとんどであって，本当ならば受診などしたくないわけです。

　では，本来ならば行きたくない医療機関になぜ患者は受診しようと思うので

しょうか？「症状があって辛いから」「病気だと思っているから」「健康になりたいから」などなど，いろいろ理由が考えつくと思いますが，どの理由も100％の本質をついているものではありません。

　結論から言えば，**患者は不安だから医療機関を受診します。**

　患者が生きている日常生活においてちょっとした自身の健康に対してのサインに気づき，健康について自分なりの心配や懸念があるからこそ受診（＝受療行動）をするのです。
　症状の強弱はあまり関係がないと思っておいたほうが無難です。

　もちろん痛い，かゆい，気持ち悪い，眠れない…など自覚症状が強ければ強いほど，その症状をとりあえず緩和してほしいという欲求が生じ，より受療行動につながるので，症状の有無やその強弱は全く関係ないとは言えませんが，症状が緩和されるだけでよいと考える患者はむしろ少数派です。
　なぜこのような症状が起きて，今後どうなるのか，どうしたら再発を防げるのか，より健康を維持できるのか，先々のことが不安で，自分では対処できないから，専門家のアドバイスを聞きたいから，医療機関を訪れるのです。

　改めて記すときわめて当たり前と思われるこの事柄は，日常診療ではとかく忘れがちです。われわれは，患者を診療する際には，毎回あえて意識する必要があります。

　冒頭の例に立ち返りましょう。
　モデルケースでは，問診・診察をして患者から情報収集した結果，「この患者は発熱と湿性の咳が続いて辛いから医療機関を受診し，それを治すために患者が来院した」と医師は考えました。

　もちろん，患者もそうした身体の器質的な不調の改善を第一の目的として来院しているわけなのですが，それは受診動機のすべてではないということです。

厳密に言えば熱がずっと続いていて，咳も長引いていて，体もだるくて…どんな病気なんだろう，いつ治るのか，悪性じゃないのか，入院しなければいけないのか…などなど，患者はいろいろ自分なりに考えたうえで**不安だから来院した**のです。

　また日常生活上，こんなことをしたから症状が出ているのでは？　身内に膵がんの患者がいて，その患者と症状が似ているが，自分もそうなのでは？　などなど，専門家からみればありえないような意味づけをしている場合もあります。

　身体不調が続く場合，患者はそれについてずっと何も考えないということはありえません。必ず何らかの自分なりの解釈をしつつ来院します。「素人考えだから，言ったら恥ずかしい」「医者に自分の解釈を伝えたら，気分を害されるのでは？」などという懸念もあって表立っては語らないだけなのです。

　医療面接ではこうした患者自身の疾病に対しての考え・心配を**解釈モデル**という単語でまとめて表現しています。この解釈モデルから派生して受診動機が芽生え，患者は医療機関を受診するわけです。今の医学教育では，医療面接技法は必修ですから，これらの単語については耳慣れた方がほとんどでしょう。

　皆さんは医療面接では「解釈モデルは大事なので，面接では聴くように心掛けましょう」と習ったはずです。

　しかし，実際の臨床ではもう少し踏み込んだ形で記憶し，かつ心掛けるようにしないとあまり役に立ちません。

　もう少し踏み込んだ形とは，
- 医師が提供する医療と患者の解釈モデルとは乖離しているのが当然と認識すべき
- 乖離を埋める努力をすることが，すなわち，医療コミュニケーションである

ということです。

　われわれ医師はこのことにもっと日常診療において注目し，医師患者間の乖離をできるだけ少なくするよう努力しつつ診察を進めなければならないのです。

冒頭の例においては，医師の立場からしてみれば，なんら批判されるべき要素はないと言えるかもしれません。言葉づかいも丁寧ですし，医学的には必要と思われる初期検査も十分行っていますし，治療方針についても間違いはとりあえずなさそうです。

　しかし，この解釈モデルの乖離が存在するために，患者の立場からすれば，よい医療を提供されている実感に乏しいということになります。

　それでは，この乖離を埋めるためにはどのようなことに気をつければよいのでしょうか？

医師患者間の解釈モデルの乖離を埋めるために必要な3 step

step 1　患者の受診動機・自身の症状について，不安に思うことを聴く

　乖離を埋めるための必要手順などと大げさな見出しにしましたが，特別なことはありません。

　患者自身に素直に聴くだけでよいのです。前述したように医療機関を受診する動機に直結するのがこの解釈モデルなわけですから，素直に聴けばすんなりと，むしろ，「待ってました」とばかりに教えてくれます。

　ポイント，注意点を強いて挙げるならば，まずは聞くのではなく，聴くということでしょうか？
　「聴く」とは日本語の語感としては注意して耳に入れるという意味があります。「聞く」は音声として耳で感じるという意味合いが強く，即物的です。
　「聴く」ほうがこちら側の患者への注意度が高いわけです。解釈モデル・受診動機については特に注意深く聴きましょう。こちら側が心掛けるだけで患者にも伝わるものです。

傾聴というカウンセリングや心理学でも用いる専門用語がありますが，似たような態度です〔傾聴については，重要ですので第8章(→ 147頁)にて詳述します〕。

　こうした前提条件をふまえたうえで，具体的には以下のポイントがあります。

聴き方のポイント！！

- 患者が診察冒頭で症状経過をひととおり語った直後に聴取すると自然で無駄がない
- 解釈モデル・受診動機を語っている際にはできるだけ患者の話を遮らない
- 患者の解釈モデル・受診動機が医学的にみて突拍子もないことでも否定しない
- 解釈モデル・受診動機にもさまざまな種類があることに注意。複数の懸念があることも多い
- 〔➡ 雑談も重要な要素です？　コラム1(⇒ 16頁)参照〕

　解釈モデル・受診動機聴取については，慣れてくればそのタイミングはおのずとわかるものですが，切り出すタイミングとしては診察冒頭で患者が症状をある程度語った直後に訊ねてしまうことを本書では提案します。患者が自身の症状を語る際には，不安であることを自ら語る場合も多いので，それに関連づけて共感を示しつつ聴取するとよいかもしれません。

　モデルケースでは冒頭で

[患者]「はあ，問診票にも書いたのですが，2週間くらい前から熱が続いて，咳も出るんですよね。ずっと止まらないんです。だから，検査してもらおうかと思ってきました」

と述べていました。

　この場合であれば，「2週間前からずっと止まらない」という状態で不安が惹起されている可能性が高いわけですから，

[医師]「2週間もずっと咳が止まらないんですね。それは心配になりますよね。具体的に言って，こんな病気だったらいやだなとか，症状に関連して何か心配なことはありますか？」

など，共感を挟みつつ述べていくとスムーズですし，患者が何を不安に思っているのかということの一端を冒頭で聴取しておいたほうが，その後の診察時間が患者のニーズに沿った形で効率的に使用できるというメリットもあります。

　上記の問いかけは，解釈モデルのうちで「こんな病気だったらいやだ」などという例を挙げて，現在の症状に対しての自分なりの理解やとらえ方について聴取するように促したものですが，患者によっては，「こんな生活習慣やイベントが起きたから症状につながった」「近親者で同様の症状が起きているけど，自分と関連があるのではないか」「知り合いが似たような症状で検査してみたら悪性腫瘍が発見された」などなど，それこそ患者の数だけパターンがあるといっても過言ではないほどバリエーションがあります。

　また，解釈モデルや受診動機を語っている際には，特に患者の会話を遮らないように配慮することが必要です。
　診療場面の冒頭に焦点を当てた研究(Marvel MK, et al. 1999)では，医師の開放型の質問に対して患者が最後まで話し終えたのは研究対象とした母集団の20％程度で，途中で医師が話を遮ったのはおよそ70％に上ったというデータがあります。
　われわれ医師は，意識しないとすぐに患者の話を中断したがるわけです。自戒する必要があります。
　また，医師があえて患者の会話を遮らずに自由に述べさせても，その約80％は2分程度で患者は話を終えたという研究(Langewitz W, et al. 2002)もあります。この研究は，解釈モデル・受診動機を語らせることに限定したものではありませんから，厳密に適応できるものではないかもしれませんが，解釈モデル・受診動機に限れば，患者も冗長でまとまりを欠く話題にはなりづらいでしょうから，むしろ上記研究データよりも少ない時間で満足度の上がるコミュニケーションが成立する可能性があります。

　患者の解釈モデル・受診動機の内容はわれわれ医師からみれば，全く根拠を欠くものであったり，的外れであったり，場合によってはオカルト的な内容を含むことすらあるわけですが，われわれとしては，「そういうものだ」という心構えを

事前に持ったうえで，聴取時には不必要に患者を批判しないことが医師患者関係の確立にはとても重要です。

先だって，解釈モデル・受診動機は重要だから，先に聴いてしまおうと書きましたが，重要であるがゆえに，批判的な態度で接すると，患者側からすれば，より気分を害し「この医師は信用ならない」などときわめて高い確率で思われるきっかけになります（逆に解釈モデル・受診動機が重要であるという認識をわれわれが事前に持てれば，患者がそのような内容を伝えているときだけでも，きちんと聴けばかなり効果的なわけです）。

医学的に真面目に治療しようと思えば思うほど，医学的なスタンダードから外れた内容の心配や受診動機を患者あるいは家族から聴取すると，ついつい専門家の立場から即座に批判したり，論破したくなるものですが，患者あっての医師なわけです。そのような場合は，「（解釈モデル・受診動機の内容）が心配なんですね。そうですか」などと，患者の懸念をオウム返しに繰り返し，一呼吸置けばよいでしょう。

step 2　聴取内容をまとめて言い直し，患者に再提示する。共感の態度も加味する

step 1で聴取した内容を医師がもう一度繰り返してまとめます。このステップを経ると患者は自分の不安を医師に受け止めてもらったと再確認できます。

また，患者の発言をまとめた際に，こちらのまとめ作業によって患者の真意と少し違うニュアンスになった場合には，患者から「そういう意味合いではないです」という訂正が入りますから，医師患者間の解釈の乖離をさらに埋める手助けとなります。その際には患者に共感を感じてもらうスキルを盛り込むとより効果的です。モデルケースについての模範例について章末に提示しておきますので参考にしてください。共感を感じてもらう言い回し・技法については，とても重要なスキルですから，改めて第3章（⇒ 39頁）で詳述します。

step 3　患者の解釈モデルと実診療との乖離を診療ごとに継続して確認していく

　このステップは一般的には初診時には行われないものですが，重要なので記載しておきます。疾病の検査や治療が進むにつれて，客観的なデータや治療反応について，われわれ医師は事細かに患者，場合によっては家族も含めて説明します。
　その際，医学的な説明の正確さや重要性に気をとられるあまり，せっかく初診時に確認した解釈モデル・受診動機から医師の側が再び乖離することがよくあります。また，患者側にとっても，診療が進むにつれて初診時には述べなかった新たな心配や懸念が出現することもよくあることですから，「定期的に」認識の相違が起きていないか再確認する必要があるのです。

　本章では，主に解釈モデルと受診動機についてスポットをあててその重要性とスムーズな聴取の仕方について整理しました。
　以下に，本章で整理した内容をモデルケースに反映させた会話例を記載しておきます。模範例の一つとしてご参照ください。

モデルケースに適応してみよう

診察に至る背景設定

患者は，36歳男性，田中信明(仮名)さんです。会社員でこれまで既往歴や健診の異常歴もなく，医療機関通院歴や特別な内服歴もなく健康そのものでした。2週間前から長引く湿性の咳と37〜38℃程度の発熱，全身倦怠感が続くため，300床程度の病床を持つ病院の内科外来を受診しました。

[医師]「次の方どうぞ。田中さんですね。私は医師の○○といいます。今日はどういった症状で？」

[患者]「はあ，問診票にも書いたのですが，2週間くらい前から熱が続いて，咳も出るんですよね。ずっと止まらないんです。だから，検査してもらお

うかと思ってきました」

[医師]「なるほど。2週間もずっと咳が止まらないんですね。それは心配になりますよね。具体的に症状に関連して何か心配なことってありますか？ 例えばこんな病気だったらいやだなとか，こんなことが不安ですとか。何でもいいんですけど」

[患者]「そうですね。僕の症状に関係あるかわからないんですけど，この前ニュースで結核が最近流行ってると聞いたから，それは不安ですね。僕も咳が続くと痰に血が混じることがあるんですよね。ドラマとかで結核の人が血を吐いたりするじゃないですか。その前触れだったりすると困ってしまうから」

[医師]「なるほど。血が混じることがあるんですね。それで結核の可能性を心配されているんですね」

[患者]「はい。結核は感染するっていうし。別に身の回りに結核と言われた人はいないんですけど，営業職をやっている都合もありまして大事な顧客に感染でもさせたらいけませんし」

[医師]「なるほど。そういう心配もおありなんですね。わかりました。ただ，田中さんに当てはまるかどうかわかりませんが，一般的に，上気道に炎症が持続していたり，咳を強くしすぎたりするだけでも，少量の血が痰に混じることはあるんですよね」 → 注1

[患者]「そうなんですか。じゃあ，私のはただの風邪なんですかねえ？ でもずっと熱が下がらないんですよね。これは…」

[医師]「そうですね。確かに一般にいう風邪の経過にしては長引いてますよね。それではまずは身体診察をしてから，どの検査が必要か考えていきましょう」 → 注2

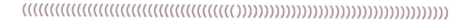

[患者]「はい。よろしくお願いします」

注1　「患者さんに当てはまるかどうかはわかりませんが，一般的に言うと（医学的な事実）があるので〜」という言い回しは，特に患者の解釈モデルのこだわりが強く，医学的な事実を説明したい場合には，その解釈を批判するようなニュアンスを軽減する効果があり有効です。本モデルケースでは，それほど自身の解釈モデルにこだわりはそれほど強くないようですが，初診でまだ医師患者関係が構築されていない場合などは個人的にはこうした言い回しを使用して患者の反応を診るようにしています。

注2　本モデルケースにおいては，実際に初診時から患者要望に完全に沿って結核の精査をする必要は必ずしもあるわけではないと考えます。その場合には，「医学的にこうした理由でまずは肺炎が疑われるのでそちらの精査をして，治療経過によっては今後検討しましょう」くらいの言い回しでよいのではないかと思われます。解釈モデル・受診動機を聴くことは，患者のニーズにすべて迎合するべきだということでは決してありません。患者の解釈モデル・受診動機・要求があまりに医学のスタンダードからかけ離れている場合の対処については第10〜12章にて詳述します。

明日の医療面接のために

- 患者は不安だから医療機関を受診する
- 医師が提供する医療と患者の解釈モデルとは乖離しているのが当然と認識すべき
- 乖離を埋める努力をすることが，すなわち診療である
- 医師患者間の診療に対しての認識の乖離を埋めるための3 step

  step 1　患者の受診動機・自身の症状について，不安に思うことを聴く
  step 2　聴取内容をまとめて言い直し，患者に再提示する。共感の態度も加味する
  step 3　患者の解釈モデルと実診療との乖離を診療ごとに継続して確認していく

コラム1　雑談も重要な要素です？

　本文では，医療面接の冒頭に解釈モデル・受診動機を訊ねたほうが効率がよいと述べました。かなりのケースでは本文で述べたような判で押した機械的なやり方でも，よほどつっけんどんで感じの悪い振る舞いでなければ上手くいくことが多いのですが，医師とある程度打ち解けないと解釈モデルや受診動機を語ってくれない患者が，ある一定の割合で存在することもまた事実だと思います。そうした患者群は，特に初診などの関係性が構築されないうちは，いかように訊ねても本来の不安や受診理由を語ってくれません。そのような場合は，無理に突っ込んで訊ねるとかえって医師患者関係を損ないますが，こちらから意識的に打ち解けるようにすることで，受診動機や患者が疾病に対して本当に心配している内容を聴き出せる確率が増すことがあります。

　初対面の患者と打ち解けるやり方には，いくつか方法があると思いますが，最もオーソドックスなやり方としては，医療面接開始後，すぐに医学的な本題には入らず，少し雑談をしてから臨むというやりかたがあります。

　雑談…ただでさえ貴重な外来の時間を無駄にしてしまう響きがありますが，何も茶話会を開きましょうと言っているのではなくて，ちょっとしたことを医学的な本題に入る前に患者と会話してみましょうということです。

　誰にも確実に受け入れられるの会話の切り出し方や話題などはないのですが，趣味嗜好がわからない初対面の相手，しかも老若男女に押し並べて通用する話題といったら，その日の天候や季節のことくらいしかありません。個人的には，季節やその日の天気の話題について，5〜6のバリエーションを年齢性別ごとに事前に考えておいて，特に初診患者に投げかけるようにしています。

　「はじめまして。医師の○○です。お待たせしてすみません。しかし，最近ちょっと暑いですねえ…暑いのは得意なほうですか？」

　「○○さん，どうぞこちらへ。（窓を見ながら）外は日差しきつかったですか？　ずっと病院にいるからわからないんですよねえ…」

「昨日はすごい雨でしたねえ，ここに来るとき滑ったりされなかったですか？」（高齢者向け）
などなど，誰でも特に深く考えず答えられるようなことを答えてもらいながら医療面接の本題に入るわけです。この際の質問は，はい，いいえで答えられそうな closed な質問のほうが機会的に答えられやすいのでよいと思います〔第4章(⇒ 59 頁)参照〕。

　アイスブレイクという技法があります。
　講演やロールプレイなどをする前にちょっとした緊張ほぐしを行い，その後に行うプログラムへの積極性や能動性を高める方法です。
　アイスブレイクは自己紹介をしたり込み入ったものになると，少人数で簡単なゲームをやったりしますが，いずれもすぐに本題に入らずまずは参加者の緊張をほぐすというニュアンスがあります。
　医療面接冒頭で患者とゲームをしたら，いくら緊張をほぐす意味合いがあっても怪訝な顔をされるのがオチですし，だいたいそんな時間もないわけですが，おそらく時間にしたら数十秒程度でも雑談をしておくと，医療機関に初めて来院する患者の緊張は少しは緩和されるのではないでしょうか？
　私もそうでしたが，医師としてキャリアが十分でないときは，こうしたちょっとした気遣いにまで頭が回らないし，そんなことしても有意差がないと思いがちです…が，余裕があるときには，是非お試しください。
　数十秒にも満たない会話であっても，その後の会話のやりとりにも彩りが出ますし，医師患者コミュニケーションのキャリアというのは，そういったところに現れるものかもしれません。

第2章

スケジュールの明示と まとめ・方針の共有は 大事です

今回は途中から私が実際に関与したケースをアレンジした症例です。

> **診察に至る背景設定（患者）**
>
> 患者は 28 歳女性，大川ひとみ（仮名）さんです。専業主婦で 2 人の子どもがいます。
> 既往・内服薬としては，2 年ほど前から不眠がみられ近医メンタルクリニックで睡眠導入薬の処方を受けていますが，それ以外の既往や内服薬はありません。今回は昨日夕方から突然始まった下腹部痛を主訴に 600 床程度の病床を持つ 3 次救急施設である総合病院の救急外来を，夫付き添いのもと受診しました。患者の表情は辛く，苦しそうです。救急外来は，ご多分に洩れず非常に混み合っていて，さながら野戦病院の様相です。

> **診察に至る背景設定（医師）**
>
> 国立大学卒後 3 年目の 28 歳男性，外科系後期研修医です。専門としては整形外科を希望していますが，夜間救急当直については，義務として持ち回りで週に 1 日程度担当しなければならず，あまりモチベーションが上がらないなと感じながら当直をしています。

モデルケース

[医師]「はじめまして。医師の○○といいます。大川さんですね。（問診票をみながら）今日はお腹が痛いんですか？」

[患者]「はい。昨日から急に痛くなってしまって…。夜中には気持ち悪くなってしまって…全然食べられないし，辛くなってきました」

[医師]「そうですか。何かこれが原因なのでは？　と思うようなことはありますか？　生ものを食べたとか？」

[患者]「特にありませんし，ここ数日，食当たりしそうなものは食べていません。

なんで急にって…そんな感じです」

医師「お通じはどうですか，最近出ていますか？」

患者「はい。別に便秘とかそういうのはないです。でもお腹が痛くなってからは出ていません」

医師「そうですか。とりあえず身体診察ですね，それから検査をしていきますけど，妊娠の可能性などは最近どうでしょうか？」

患者「ええと…たぶんないと思います」

患者の夫「たぶん，ないと思います」

医師「そうですか。それでもたまに予期せぬ妊娠などということもあって，それも腹痛の原因になることもあるので，念のために，調べていいですか？」

患者「はい。わかりました。でもこの痛みは妊娠じゃないと思うんですけど…」

医師「そうですね。通常の妊娠や出産の痛みとは異なるとは思いますけどね。それでは身体診察をしますね」

―― 医師，患者を診察台に寝かせて身体診察を始める。軽度の腹膜刺激徴候がみられ，痛みの部位からも虫垂炎を疑った。

医師「そうですね。診察上は腸の炎症が腹膜にまで波及している可能性があるかもしれませんね。まずは採血と尿検査をしましょう」

患者「はい。わかりました」

―― 患者は採血と尿検査を施行した後，結果が出るまで狭い救急待合で待機している。

　　　…約2時間後。

医師「はい，それでは大川さんどうぞ。結果が出ましたので」

―― 患者，夫に付き添われ診察室へ…歩くのも辛そう。

[患者]「それで…結果は…」

[医師]「そうですね。やはり採血の結果では体に炎症があるのは明らかみたいですね。白血球とCRPという値が上がっています。先ほどの尿検査の結果は妊娠反応は陰性でしたし，尿に血液が混じっていたりはしていないので，尿管結石などで腹痛が起きているわけではなさそうですね。診察の結果も総合すると，やはり腸の炎症が疑わしいですね。追加の画像検査として，レントゲンとCT検査をしましょう。今，検査を依頼しますので」

──── 患者，涙を浮かべて押し黙る。見かねて付き添いの夫が口を開く。

[患者の夫]「あの…先生，すいませんけど，妻がだいぶ辛そうなんですよ。さっきから2時間近く待っているものですから。今の話では，これからさらに詳しい検査が必要なんですよね？ ちょっと寝て待たせることはできないでしょうか？ 点滴なんかしてもらってもいいんですが…。昨日から妻はあまり食べてないもので」

[医師]「はあ，そうですね…お辛いのはわかりますけど，外来は混み合っていまして，スペースがないのでなんとも…それに詳しい画像検査をしてみないことには重症かどうかもわからないですから。とりあえず検査に行っていただけますか？」

[患者の夫]「…はあ…そうですか。わかりました」

──── 患者と夫は不承不承待合で検査を待つことに。単純X線を撮像し，再度CT検査を待つ段階になって，夫が放射線技師に対して，待合に響くほど大きく声を荒げクレームを述べる。

[患者の夫]「この病院はどうなっているんだ，具合の悪い患者を待たせて何のフォローもないし，検査検査ばかりで治すことすらしないじゃないか。ふざけるな，訴えるぞ…」などといった内容。

──── 技師からの連絡のもと，当該担当医師が，再度患者とその夫に検査の必要

性とそのメリット・デメリットを説明しようとするも患者の夫は，怒りがおさまらず，医師に対しても怒りの声を上げる…。

[患者の夫]「そんな話が聞きたいのではない!!　納得ができないのでこのまま帰宅する，妻がどうにかなったら，お前らのせいだぞ」
　　　などと大声を上げて怒鳴り，とりつく島もない状態に。

──横で妻は，何も述べずに，しくしくと泣いている。

(()))))))))))))))))))))))))))))))))))))))

　いかがだったでしょうか？　こんなにこじれたシチュエーションに私は精神科医師として，なぜか呼び出されました。
　コンサルトの理由としては，
　　「虫垂炎の可能性のある患者が診察拒否しているが，もともと不眠症でメンタルクリニックに通院している既往があり，不眠症以外にも精神的な原因があってのことなのではないか，その評価をお願いしたい。精神症状として同意が難しい場合は，夫が治療の同意対象者となるのだが，同伴する夫も検査を進めることに対して難色を示しているので，できれば話を聞いてほしい」
といった内容でした。

　ここまで読み進めていただいた皆さんからすれば，この精神科へのコンサルト自体が，的外れなものであるし，場合によっては患者の心証をさらに害するものであることはおわかりになりますよね？　実際の医療現場においては精神科の既往があるというだけで，このような扱いに至るケースもままあるのが悲しいところではあるのですが。
　相談を受けた私自身，相談されること自体に相当の理不尽さを感じつつも，間に入って患者の話を聴き，患者自体は決して診察を拒否しているわけではなく，了解可能な内容で取り乱しているだけ（精神疾患が原因ではない）であることを確認しました。

その後は，怒れる患者の夫の話をさらに丁寧に傾聴したうえで，患者ならびに患者の夫が診察で感じた不満がもっともなことであると支持し，最終的にはさらなる画像検査を進めていただくよう同意いただきました。そして当初の見立てどおり虫垂炎の可能性が高いと診断され，手術での加療の運びとなったのでした。

本章では，患者および家族への説明においては，行うべき検査ならびに治療手順のおおまかな概要と時間経過的な見立てを「意識的に」挟むことが，実はとても重要であることをまずは整理していきます。

1　検査・治療スケジュールの明示は大事です

「そんなこと当たり前にやっている」と思われる皆さんはよいのですが，冷静に考えれば至極当たり前のこの手順を，われわれ医師は文字どおり「当たり前」だと思って省略する傾向にあります。

医療サービスの特殊性

そもそもわれわれ医師が職務として患者に毎日当たり前のように提供している医療は，サービスとして経済的な視点に立ってみると非常に特殊なものであるとKenneth Joseph Arrowなどは述べています。すなわち，「医療サービスは消費者である患者とサービス提供者である医療従事者との間に圧倒的な情報の非対称性が存在」し，「医療サービスの対象となる疾病については常にその発生と経過において不確実性が存在する」という特性があると述べているのですが，なかなか含蓄のある見方ではないでしょうか？

医療面接にこの視点をフィードバックすれば，冒頭のモデルケースにおいては「圧倒的な情報の非対称性」に医師が留意していなかったために，医師患者間のコミュニケーションに計らずも齟齬が生じてしまったということになります。

検査・治療の所要時間・スケジュールでさえも患者にとっては説明すべきこと

　われわれ医師は，症例によってどのような検査が必要で，その検査はどの程度時間がかかって，あるいはどの程度身体に侵襲的で…などということは臨床経験上，あるいは医学的な知識として当たり前のようにわかっています。治療の流れについても同様です。しかし，医療サービスを提供される側の患者においては，全く見当もついていないことが当然であるわけです。われわれ医師はそのことをわかっているようで，改めて意識しないと忘れがちです。

　今回のモデルケースに戻って考えてみましょう。

　患者は腹痛がひどくて救急外来を受診し，身体診察が行われた後，腹膜に炎症が波及しているかもしれないからという説明を受け，採血と，妊娠と尿路結石などの疾患を否定するために採尿を受けました。

　とりあえず採血採尿を行ったうえで，結果をみてからX線やCTなどのデバイスが使用可能かどうかを決定するというのは，医学的には概ね間違っていない手順であると言えます（腹部エコーを行ったほうがよりよかったのかもしれませんが）。

　採血や採尿の必要な理由についても一応説明していますから問題ないでしょう。しかし，このモデルケースの担当医師は，採血・採尿の結果が判明する時間が，どの程度であるのか患者とその家族に全く伝えていませんでした。

　また，患者が辛そうに夫に付き添われて診察室に入ってきて，症状を述べた際に共感せずに事務的に処理したように見える対応を取ったことも，医師患者関係を損ねる要因でした〔共感のスキルについてはとても重要ですので，第3章（→39頁）で詳述します〕。

　このような背景がある状態では，身体的に辛い患者の不安と不満が惹起されやすい状態にあります。そして以降の検査も医学的には必要なものであるにもかかわらず，患者の立場からすれば，採血結果の説明がようやく終わったと思ったのに，さらなる検査（画像検査）の提示を医師よりなされ，辛抱強く再度待って単純X線を撮像したのに，そのうえ，腹部CTを撮像するために待つよう放射線技師

から指示された…というところで患者とその夫の不満が爆発したわけです（医師よりも技師のほうが不満を言いやすい心理的な背景もあって，この段階で怒りの表出が起きたのでしょう．必ずしも技師の説明の仕方が悪かったわけではないと思います）．

　患者もその夫も子どもじゃないし，必要な検査を提示しているわけだから，必要な時間待つのは当然だろう…と思いたくなりますが，それはわれわれ医師がその検査が医学的に必要であることを十分知識としてわかっていて，かつCT検査などの画像検査は検査を受けさえすれば，それほど待たなくても画像所見が得られる，などの予備知識があるから，そう思うのです．
　患者はただでさえ苦しいのに，何もわからず不安であることも重なり，医学的に必要な検査追加や施設基準上，必要な待ち時間を苦痛に感じ不満を爆発させたというわけです．

　もちろん，われわれが患者にいくら説明しても医師と「同レベル」にまで検査の必要意義やその結果の理解を深めてもらうことは難しいでしょう．しかし，検査自体の待ち時間やその後一般的に行われる医療行為の流れなどについては，概略を事前に示しておくべきで，たったそれだけでこのトラブルは防げた可能性があったのです．そしてこの手順は，どの患者に対応するうえでも気をつけなければいけない，必須のポイントなのです．

❶ ポイント：医療行為（検査や治療など）を進めていくうえで，一般的な所要時間やスケジュールのあらまし（概略の説明）は必ず事前に伝えるべき

　医師としては，検査や治療の重要性や意義，そして内容そのものについては，そのリスクも含めて説明しなければならないという発想に至ることは容易ですし，われわれは当たり前のように行おうとしますが，意外と上記視点を欠くばかりに，結果としてクレームの対象となるケースが，ここ数年特に増加しているように感じます．注意しましょう．
　すべての患者に上記ポイントについて注意するのが望ましいのですが，特に意識して所要時間やスケジュールを伝えるべき患者群としては，以下のようなケースが挙げられます．

❷ 特に注意すべき患者群

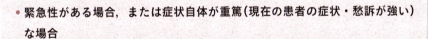

- 緊急性がある場合，または症状自体が重篤（現在の患者の症状・愁訴が強い）な場合

　今回のモデルケースはこれに該当します。救急外来などに来院されたケースも症状の重篤度にかかわらず，緊急性に関しては，概ね当てはまるとみなしたほうが間違いが少なそうです。

　なぜなら，患者はわざわざ緊急性があると思って救急外来に来ているからです。医学的にみて緊急性が妥当であるのかどうかはひとまず置いておいて，救急外来に来院される患者すべてに，事前の概略説明は手を抜いてはいけない手順だと思いましょう。

　また，症状や愁訴が強い患者に対しても事前の概略説明が重要です。そもそもそうした患者群には，われわれ医師の説明は届きづらいもので，今後のスケジュールについてのみならず，あらゆる説明も，より注意して行わなければなりません。

　裏づけとして完全に当てはまるかどうかはわかりませんが，愁訴が強い担がん患者においての調査では，患者は医療従事者からもたらされる情報，特に検査スケジュールや今後のケアの概要について，医療従事者が十分説明しているにもかかわらず，情報が不足していると認識しやすく，患者は慢性的な不安を抱えているという研究結果があります（Krupat E, et al. 2000）。

　ちなみに，医療面接時に**患者に付き添いがいる**こと自体が，その患者が重篤な症状を呈している表れである，あるいは患者の愁訴が強いことと相関しているという興味深い報告もあります（Clayman R, et al. 2005）。

　このモデルケースでもそうでしたが，一人前の大人が，家族に付き添われて来院するというシチュエーションだけみても，われわれ医師は注意に注意を重ねて説明にあたらなければならないということが言えるわけです。

> **注意!**
> - 患者に時間的あるいは経済的な制約（こだわり）があると感じられる場合
> - 消費者主義的な傾向が強い患者である場合

　患者の多くは自身の健康を保つことを第一義として来院されます。そうした大多数の患者においては，医療機関の都合や医師の都合に合わせた検査や治療スケジュールを提示されても特段，疑問にも感じないし，素直に従おうとしてくれます。しかし，人生いろいろ，患者もいろいろなのです。患者のなかには優先順位として，自身の健康を保つことが必ずしも最優先ではない人もいます。そのような患者に対しては，われわれは画一的な対応をしないように注意しなくてはなりません。「自分の健康がいちばんじゃないのに，病院に来ないでほしい」と思いたくもなりますが，実際問題として来院されることも多々あるのですから，仕方がありません。

　医療面接時に，時間的な制約がある場合は，患者から申し出があるのが普通ですから，その場合には，「この患者はちょっと注意が必要だな」と認識を改めたうえで，スケジュールなどについては意識的に説明すべきです。「健康のほうが大事だろう。医療機関の都合に従うのが当然だろう」などという主張を押し付け，患者の社会的な都合をないがしろにするような発言は厳に慎まなければなりません。

　緊急性が高く，患者のスケジュールの都合に合わせると医学的なリスクがある場合は，事実をありのままに述べたうえでその必要性につき説得を試みるべき〔場合によっては，本人のみならず家族にも（本人同意のうえで）〕でしょうが，どうしても患者が同意しない場合は，手順をふんで説明したことの記録をカルテに残したうえで，患者の選択を尊重せざるをえない場合もあります。

　経済的な制約については，特に日本では，申し出を恥と思う風潮もあって医療面接初期に気づくのがなかなか難しいのですが，患者＝消費者＝お客様といったような，いわゆる消費者主義的な考え方を医療にも適応していると感じられる患者の場合には注意が必要といえます。

　それでは，スケジュールの明示に注意した場合，どのようなコミュニケーショ

ンになったのか，冒頭のケースに立ち返ってみましょう．

モデルケースに適応してみよう

診察に至る背景設定

患者は28歳女性．大川ひとみ（仮名）さんです．専業主婦で2人の子どもがいます．
既往・内服薬としては，2年ほど前から不眠がみられ近医メンタルクリニックで睡眠導入薬の処方を受けていますが，それ以外の既往や内服薬はありません．今回は昨日夕方から突然始まった下腹部痛を主訴に600床程度の病床を持つ3次救急施設である総合病院の救急外来を夫付き添いのもと，受診しました．患者は表情は辛く苦しそうです．救急外来はご多分に洩れず非常に混み合っています．

[医師]「はじめまして．医師の○○といいます．大川さんですね．（問診票をみながら）今日はお腹が痛くてこられたんですね？ お付き添いの方は…旦那さんですね．診察は一緒でもよろしいですか？」

[患者]「はい．一緒で構いません．実は…昨日から急に痛くなってしまって…．夜中には気持ち悪くなってしまって…全然食べられないし，辛くなってきました」

[医師]「そうですか．それはお辛いですよね．何かこれが原因なのでは？ と思うようなことはありますか？ 生ものを食べたとか？」

[患者]「特にありませんし，ここ数日当たりそうなものは食べていません．なんで急にってそんな感じです」

[医師]「そうですか．こんな病気だったら嫌だなとか，体の辛さについて何か心配なことってありますか？」

[患者]「特に…．早く治ってくれればってそんな感じです」

[医師]「そうですね．まずは原因を一緒につきとめましょう．それでは診察と検

査を進めていきますね」

[患者]「はい。よろしくお願いします」

──── 冒頭のモデルケース同様，身体診察のうえで採血・採尿施行の必要性を説明。

[医師]「…というわけで採血・採尿を受けてきてください。その結果によって放射線を使用した詳しい画像検査まですべきかどうか決定したいと思います。検査自体はすぐに終わるのですが，血液検査の結果が…今は外来も混み合っていますから，1時間から1時間半程度かかってしまいます。結果が出たらすぐに呼びますので，待合でお待ちいただけますか？」

[患者]「はあ，だいぶ時間がかかるものなのですね。はい。わかりました。それまで待合で待っています」

──── 検査結果判明。夫に支えられて患者入室。立って歩くのも辛そう。

[医師]「それでは大川さんどうぞ。お待たせしました。お掛けになってください。だいぶお辛そうですね」

[患者]「はい，さっきよりも今は痛みますね。立つとお腹に響く感じです」

[患者の夫]「それで先生，結果は…」

[医師]「はい，それで結果としては，やはり採血の結果では体に炎症があるのは明らかのようですね。白血球とCRPという値が上がっています。先ほどの尿検査の結果は妊娠反応は陰性でしたし，尿に血液が混じってはいないので，尿管結石などで腹痛が起きているわけではなさそうですね。診察の結果も総合すると，やはり腸の炎症が疑わしいです。それを確定させるために，追加の画像検査として，レントゲンとCT検査をしましょう。今検査を依頼しますね，今からだと撮像するまで15分程度待っていただければ結果も含めて出るのですが，ご体調は大丈夫そうですか？」

[患者]「はあ，大丈夫ではないです…とても痛いですけど…まだ検査をしないと駄目でしょうか？」

―― 患者の夫は患者を励ましながら，代わりに医師に訊ねる。

[患者の夫]「まあ，あと10分くらいでわかるのなら，検査をしたいと思います。でも腸の炎症っていうと，だいぶ悪いものでしょうか？」

[医師]「炎症によって現在苦しまれている痛みが起きていると思いますが，決してがんのような悪性という意味合いではありません。ただし，虫垂…一般に盲腸っていわれている腸の部分ですけど，そうした腸の壁の薄い部分に炎症があるような場合だと，お薬で治療するよりも緊急で手術を選択したほうがよい場合もあります。治療法が異なる可能性があるので追加検査が必要なのです」

―― 患者の夫は頷きながら聞いている。患者は要領を得ない顔をして，困惑している。
医師は，患者の病状から，説明が入りづらいことを予測し繰り返し説明したほうがいいと判断。再度これまでの経過をまとめて説明し直すことに。

[医師]「では，これまでの結果をまとめますね。大川さんの体には現時点で炎症があって，それが痛みの原因で，かつ炎症の場所は腸のようだということまでわかりました。でも腸のどの場所に炎症が起きているのか…まではわかっていません。場所によっては緊急で手術をしたほうがよい場合もあるのです。ですので，それをより明らかにするために，先ほど申し上げた詳しい画像検査，CTなどですけど…を行ったほうがよいのではないかと思っています」

[患者]「そうですか…。でもどうして…何か原因があって起きるものなのですか？ 突然なんですが…」

[医師]「なるほど，突然でお辛いですよね。そうですね，なぜこのような炎症が起きたのかは現時点ではわかっていませんが，今後の検査によって判明する場合もあります。でもわからない場合もあります。しかし，これから追加したほうがよい検査の意義としては，炎症がどの場所に起きているのかの特定です。腸の炎症の場所が，虫垂のような壁の薄い場所だと，放置することによって，さらに腹部全体に炎症が広がってしまい，命にかかわってしまう可能性もあるからです。…さらに検査を進めてもいい

ですか？」

[患者]「…はい，わかりました。…必要な検査なんですよね」

[医師]「そうですね．何時間もお腹が痛いとだいぶお辛いですよね．でも今までの検査で，腹痛の原因の大まかな理由はわかっていますから，あともう少しですよ．一緒に治療を進めていきましょうね」

[患者][患者の夫]「はい，もう少し頑張ってみます．ありがとうございます」

── 患者は検査の必要性と今後の方針について理解し，検査に同意しました．

いかがだったでしょうか？　冒頭に述べたやり取りに比べて，今後の所要時間も含めた流れを明示したほうが，患者の立場からしてみれば納得しやすいことがわかったのではないでしょうか？　もちろん実際には，これほどスムースに患者が理解してくれるかはわかりませんが，2回目のモデルケースでは，患者の検査に対しての理解が深まっていないことを肌で感じた当該医師は，スケジュールの明示に加え，これまでの検査結果を平易な言葉で意識的にまとめ（サマライズ），診察最後に今後の治療方針をシェアするような言い回しをするという別のテクニックも用いることで，さらに患者と医師との現状理解のギャップを埋めようとしています．

- 検査・治療が立て込んだ場合には意識的にサマライズすべし
- 医師が説明したい内容と患者が聞きたい内容の乖離に注意すべし
- 治療方針は一緒に解決していきましょうという言い回しを使う

3点とも，さまざまな医療面接のシチュエーションで，普遍的に応用の効く必須スキルですから，本章で整理しておきます．意識して使用できるようにしておきましょう．

❶ 検査・治療が立て込んだ場合には意識的にサマライズすべし

われわれ医師は，上手く説明できていると思っていても，実際患者はそれほど

理解していないということが多々あります。こちらの説明を頷いて聞き，表向き理解しているようなそぶりをしていた患者から，後日全く見当はずれで，全く説明を理解していない内容の質問をされて，げんなりした経験を持つ皆さんも多いのではないでしょうか？

　前述したように患者の症状が重篤であったりすれば，より理解が深まらない原因となります。

　では，われわれの説明を少しでも患者に理解させるようにするにはどうしたらいいでしょうか？

　まずは，少し自虐的な言い回しになりますが，われわれ医師がいくら説明をしても，患者はあまり理解していない可能性があるという前提で臨むのがその第一歩です。患者は理解していないのではないかと少し疑ってかかるくらいがちょうどよいです。そうすれば全く理解していなかったときのこちらの動揺も軽減されるし，患者に対しての陰性感情も湧きづらくなるというものです。

　そして2回目のモデルケースの医師同様，あまり理解していなさそうだなということを説明中に肌で感じたら　→注1　，あるいは説明が入らなさそうな病態（上述した，重篤である，緊急受診であるなど）だと認識したら，「意識的に」説明の最後でこれまでの内容をサマライズして，繰り返し経過を述べるという手順をふむべきです。

注1　何となく理解していないなということは，雰囲気などでわかるものですが，あえてそれを言語化して記載するのであれば，理解していない患者は医師に対して以下のような発言・振る舞いをすることが多いといわれています。
- ・患者がこちらが一度説明した内容を何度も繰り返して訊ねてくる（反復）
- ・以前に訴えた症状・不安とは別の症状・不安を訴えるなど，話題が拡散する（拡大）
- ・症状の表現や振る舞いがどんどん派手になる（増幅）

　これらは，あくまで徴候の一例なのですが，よく認められる特徴です。参考にしていただければ幸いです。

　このサマライズ効果に完全に当てはまる根拠かどうかはわかりませんが，医師から説明を受けた患者に，その説明内容をもう一度繰り返して再現してもらう手続きをふむと，そうしなかった対照群と比較して20％以上医学的に専門的な情

報を覚えていたという古典的な研究(Bertakis KD. 1977)があります。

　日常臨床では，説明を受けた患者に説明内容を再現してもらうなどという研究のような手続きはふめませんが，診察のまとめとして，こちらが繰り返し説明することでいくらかは患者の情報理解向上が期待できるのかもしれません。

❷ 医師が説明したい内容と患者が聞きたい内容の乖離に注意すべし

　われわれ医師は，患者に治療方針を述べる際，一方的に説明を行いがちで，患者はそれを押し付けられていると心理的に感じる傾向があるといわれています。

　その原因としては，患者の医療の知識が圧倒的に不足していて，より不安感が惹起されやすい状態であることに加え，医師が説明したいポイント(検査や治療・薬剤の効果あるいはリスクや副作用)と患者が聞きたいポイント(診断名や症状の原因，予後や放置したらどうなるのか)がしばしばミスマッチすることも一因だといわれています(Kindelan K, et al. 1987)。

医療面接で医師が患者に説明したい内容
・検査や治療の効果
・検査や治療のリスク・副作用

医療面接で患者が医師から聞きたい内容
・診断名
・症状がなぜ起こったのかその原因
・予後，放置した場合の転帰

　患者の解釈モデルや患者が気になっているポイントと医師の説明にずれがあると，医師の説明をあまり記憶していないという研究もあります(Turkett D, et al. 1985)から，これらをふまえれば，今後の方針を説明する際には，医師が説明したい欲求の強いであろう，「これから行う医療行為のメリット・デメリットについて」ばかりでなく，症状がなぜ引き起こされたのか，そして放置したらどうなるのかなどについても意識的に説明に盛り込んで，一緒にこれから疾病について考え，サポートしていくという姿勢をアピールすることが重要です。

❸ 治療方針は一緒に解決していきましょうという言い回しで

　これまで述べてきたことに気をつけていれば，自ずから患者も治療方針に納得している可能性が高いわけですが，最後にもうひとスパイス加えるとするならば，「あなたがこの状態に至っているのは，病気のせいです。一緒に病気に立ち向かっていきましょう。私はそのサポートをする準備があります…」というニュアンスをやんわりと最後に伝えるということです。

　どうしても患者・その家族は自身の症状が辛いあまり，そして疾病が突然降りかかったことに対して混乱するあまり，病院に行って少しでも上手く検査治療が進まないと，われわれ医療関係者に対して陰性感情を高めることがあります。普通の良識ある社会人であれば，こんな状態になったのは，病院のせいでも医師のせいでもないことはわかっているわけですが，やはり心身の余裕のなさから，医療関係者にことさら攻撃的になるケースもあるわけです。

　そしてそのような状況を放置したら高確率でトラブルのもとになることが予想されます。

　そんな雰囲気を感じ取ったら，あせらず慌てず，改めて「これは病気のせいなんですよ。冷静になりましょうね」と医師の側から仕切り直すことばをかけると陰性感情の矛先がこちらに向かなくなることも多いのです。

　もちろんあまり露骨に言いすぎると，「なんだよ，病気のせいってばかり言いやがって!!　責任逃れじゃないか!!　この医者ふざけんな」という感情をもたれ，せっかく上手く進んでいた医療面接にケチがつきますので，うまくありません。

　お勧めな言い回しの共通骨格としては，① どの患者も辛いこと，そしてそれが当たり前であることという共感の語句を前置きで述べたうえで，② 医学的な理由は○○だとわかったので，一緒に治療を進めていきましょう，と促すものです。

　実は2回目のモデルケースでも最後の締めでこの技法を活用しています。

　患者の立場に立ってみれば，字面で読むだけでも，「この医師は，なんかベストを尽くしてくれそうだなあ」と感じさせる雰囲気ではないでしょうか？

われわれ医師は患者のために医療を遂行することは当たり前であって，医師免許を持つ限りは皆さん尽力しておられるはずです。しかし，このくらいあえて言葉を尽くさないと患者側には，われわれが一生懸命やっていることが伝わらない可能性があるのです。

> ### 明日の医療面接のために！
>
> 検査・治療スケジュールの明示は重要
> - 緊急性がある場合，または症状自体が重篤（現在の患者の症状・愁訴が強い）な場合
> - 患者に時間的あるいは経済的な制約（こだわり）があると感じられる場合
> - 消費者主義的な傾向が強い患者である場合
>   このような場合には，特に念入りにスケジュール説明を!!
> - 検査・治療が複数に及んだ場合には意識的にサマライズすべし
>   医師の説明はあまり理解されていないと疑ってかかるべき
>
> 理解が進まない要因
> - 緊急性がある場合，症状自体が重篤な場合
> - 医師が説明したい内容と患者が聞きたい内容の乖離に注意すべし
> - 治療方針は一緒に解決していきましょうという言い回しで
>   医療者側に陰性感情・不平不満の矛先が向いている場合は是非強調しよう

コラム2　患者＝暗闇を進む迷い人？

　文学的な表現になってしまいますが，患者を接遇するうえでの基本的な心構えとして，遠からずある意味では的を得ている表現ではないかと感じています。医療という世界は，患者にとっては，なにもわからない暗闇を進むのと同様の意味合いがあるのではないかということです。医療を受けること＝暗闇を進むこととするのはオーバーな比喩でしょうか？

　基本的には，患者は医療に対しての知識がありません。道しるべを何も持たないという点では，患者にとっては，医療とは突然やってきた暗闇に近い状態なのではないかと思います。

　心理学・認知行動科学の実験で立証されていることですが，人間は視覚で物事を判断する割合が大きいため，視覚が閉ざされると，即座に不安が惹起されやすく，生物として本能的に不安感が増幅されていきます。人間はこれに対処するために，松明を灯し電球を発明し，これをLEDにまで進化させて，徐々に徐々に時間をかけて克服してきました。しかし，患者はどうでしょうか？患者にとっては，意味不明で理解不能な疾病・症状に突然罹患します。そして，強制的に医療機関という見知らぬ世界に飛び込んでくるわけです。そこは，患者のこれまでの経験（＝社会的にみれば視覚とも呼べる道しるべ）など何の役にも立たない専門的な世界です。心情としては，何の準備も照明器具もなく，急に暗闇に放りだされた人間に近いものがあるのではないでしょうか？そして，その不安は推して知るべきではないですか？

　本章のモデルケースがそうであったように，そんな患者には，ある程度の道筋・概略を事前に，積極的に示してあげないとコミュニケーション上のトラブルに発展することもやむをえないことだと思うのです。日々の臨床の忙しさに流されると，こうしたことに気づかなくなります。患者の不安の表出に苛立ったり，進まないインフォームドコンセントに陰性感情が高まることもあります。「患者は暗闇を進む迷い人なんだ」—そんなときはこのことばを唱えて自分を戒めてみるのではないでしょうか。

第3章

共感のスキルと
専門用語の多用について

診察に至る背景設定（患者）

患者は43歳女性．大沢啓子（仮名）さんです．一部上場企業の総合職管理職として多忙な日々を送っています．会社で任意で行った乳がん検診にて右乳房にしこりを指摘され，精査のために本日300床程度の病床を持つ総合病院乳腺外科に来院しました．

診察に至る背景設定（医師）

東京の私立大学を卒業後，母校にて2年の初期研修を修了した後，乳腺外科に入局．大学病院で1年の研修の後，300床程度の総合病院に派遣されている29歳男性医師です．最近まとめられた外来患者のアンケートで，同期の女性医師のほうが患者受けがよさそうだという結果が相次いでいるのを小耳に挟み，「乳腺外科では女性医師のほうが評判がよいのは当たり前だよな」と思いつつも，自分の接遇に何か改善点があるのではないかと模索する日々です．

モデルケース

[医師]「こんにちは．大沢さんですね．こちらへどうぞ．医師の○○といいます．ええと，問診票によれば…検診でしこりがあると言われたんですか？」

[患者]「そうなんです．だからびっくりしてしまって．検査の結果はこれです」（検診結果のみが記入された用紙を差し出す）

[医師]「ええと，触診とマンモグラフィーをやってるんですね．それで要精査ということでいらしたんですね？」

[患者]「はい，レントゲンと触診をしていただきました．これだけで何かわかるものでしょうか？」

── 医師，患者から差し出された検診結果に再度目を落とす．

[医師]「そうですねえ。やはり右にしこりがあるのですねえ，腫瘍なのかどうかはまだわかりませんが，正常組織ではないもののようです。こちらでも詳しく検査をしていきましょう」

[患者]「はい，よろしくお願いします。でも初めてのことだから不安ですね」

[医師]「そうですよね。検査は一部針を刺すものを施行することもありますけど，それほど痛くはないですよ。皆さんやっていることですから」

[患者]「はあ，そうですか。針を刺す検査なんかもあるんですね。ちょっと怖いですね…悪いものかそうでないのか，パッとわかるような検査とかってないんですか？」

[医師]「う～ん，お気持ちはわかりますが，検査というのは，いろいろな角度から見て総合的に判断するわけでして…どの医療機関も当科と同じようにアプローチすると思いますけどね…」

[患者]「そうですか。先生がそうおっしゃるなら…わかりました。検査をこの病院でお願いしたいと思います」

[医師]「わかりました。それでは本日，予約を取っていきますね。今日は触診などできる検査から行っていきたいと思います。検査のスケジュールはまた後でお渡ししますから」

[患者]「よろしくお願いします」

――― その日は触診をされ，検診結果同様右乳房に異常を指摘されたため，大沢さんはマンモグラフィーの再検査と，乳房エコーの説明を受け予約をして，1か月後再度検査結果の説明を受けることとなりました。

[医師]「それでは，次の方。大沢さんですね。今日は検査結果の説明で」

[患者]「はい。よろしくお願いします。結果はどうだったんでしょうか？…それと…大変申し上げにくいのですが，重要な結果だと思うので，1人では覚えきれないですし，できれば，これからレコーダーで録音させてもらってもよろしいですか？　家族に聞かせるためだけですので」

[医師]「…そうですね，いいですよ。わかりました」

[医師]（なんだよこの患者…。後で訴訟沙汰とかになったら，面倒だなあ，下手なこと言えないぞ…緊張するなあ…）

―― 医師は平静を装ってレコーダーへの録音を許可しながらも，何となく通常の患者と異なる雰囲気に焦り，たじろぎます。

[患者]（レコーダーを準備して）「それで結果はどういったものだったでしょうか？」

[医師]「ええと…そうですね。結論から言えば，良性とも悪性ともいえない，境界のような結果でしょうか？」

[患者]「はあ，どちらでもないんですか？」

[医師]「はい。マンモグラフィーではですね，少し腫瘤にあたる部分の境界が不明瞭だったり…スピキュラはそれほど明確ではないのですが，検診で受けた結果同様，悪性を否定できるほど明確な所見ではないのです。それから…当院の技師によって施行したエコー検査の結果ですが，腫瘤の境界の辺縁はそれほど不整ではないんですが，内部エコーはあまり均一ではなくて…先ほどご説明した，マンモグラフィーではあまりはっきりしなかった石灰化が腫瘤内部にパラパラと認められる感じですね。ドップラー…これは腫瘤の血流をみる検査なのですが，これの結果は，流入する複数の拍動性の血流信号が得られたので，少し血流が豊富な組織なのかもしれません。しかしエコー上リンパ節の腫脹などはありませんでした」

[患者]「はあ，そうですか。それで，その結果を総合するとどういう…」

[医師]「そうですね。結果からみると良性と言えるわけではなく，どちらかというと悪性の可能性が高いのですが，それも断言できないという…さらに詳しく調べるために細胞診といって，疑わしい部分に針を直接刺して調べるやり方ですね，それを追加で行います。それでもわからない場合は針生検といってもっと太い針を使用して組織を取るやり方ですね。これを行ったほうがいいかもしれません」

[患者]「はあ。そうですか。それを行えば確実にわかるんですね？」

[医師]「そうですね。100%ではありませんが。組織を取ってきても上手い位置に

　　　　　針が当たらないと参考になる組織が取れない場合があります」

[患者]「…でも不安ですね。別の検査でもっとよくわかるものはないんでしょうか？」

[医師]「やはり悪性良性を確実に診断できるのは，組織診断しかないのです。その他の画像検査としてはCTやMRIなんかがありますが…それでも参考にしかならないんですが…再度予約していきますか？」

[患者]「はあ，でも予約となると，また別に来てまた先の日取りになるんですよね？　それだと会社の都合もありますし，見通しが立たないので困ってしまうんですけど」

[医師]「そうですか。困りましたね。でも，検査は進めたほうがいいですよ。良性だと断言できる検査結果ではないんです。針を刺すのが怖いといっても…大沢さん，これまでに予防注射などは受けてきましたよね？」

[患者]「はあ。まあ，そうですけど…針を刺すこともですが，そもそも，検査自体が不安なんです」

[医師]「そうですか。あまり針が怖いと今後検査などに支障をきたしますよね。今は針の恐怖などは，場合によっては，薬で克服できる場合もあるようですよ。そうだ，こうしましょう，精神科に紹介しますから，一度相談に乗ってもらうのはどうでしょうか？」

[患者]「はあ…でも，これって精神科で相談に乗ってもらう類のものでしょうか？」

[医師]「まずはお話を聞いてもらいましょうね。そうじゃないと乳腺の治療も上手く進まないですから」

[患者]「はあ，そうですか…それならば…わかりました」

―― 患者は不承不承な雰囲気でまずは精神科を紹介されてその日の外来を終えました。

((

　察しのつく方はお気づきでしょうが，このケースは第2章(→ 19頁)と同様，精神科として私が途中からかかわったケースをデフォルメしたものです。乳腺外

科からの紹介状の記載内容としては，

「乳がん疑い43歳女性の患者です。確定診断を進めるにあたり，針恐怖症ともいえるほど強いこだわりが聴取され，このためなのか，当科で必要な検査にすぐに同意いただけない状態です。今後どのように対処すべきかご教授ください。また針恐怖症は薬剤でコントロールできるものでしょうか？　ご意見をお聞かせください。なお，当科外来診察中にボイスレコーダーを使用している経過があり，神経質な性格のようです。ご注意ください」

というものでした。

　このケースにおいては，乳腺外科にて患者がわざわざレコーダーを使用したことが幸いし（？），その記録を精神科初診時に持参してくれたため，実際に乳腺外科の医師と患者の受け答えの内容のあらましをこの耳で聴取することができました。

　あくまでモデルケースですが，概ねリアリティのある会話内容になっています。

　もちろん当科での診察結果では別に精神障害と診断できるほどのこだわりや症状はなく，精神科的な治療を特に検討するほどのものではありませんでした。

　後日談としては，精神科外来にて改めて，患者の不安の内容を吟味共感し，それを乳腺外科の担当医師にフィードバックすることで円滑に検査，その後の手術（結局乳がんだと判明したとのことでした）に至ることになりました。

　実はこのケースでは患者の本来の不安やこだわりは実は別のところにありました。

　これを担当医の聴取が不十分であり，かつその不安に共感するという所作が不足していたために，コミュニケーション上の乖離が起きました。

　そしてこれは推測なのですが，乳腺外科の医師も患者とコミュニケーションがうまくいっていないことを診察時の空気感でなんとなく感じ取ったがゆえに，針恐怖症ということにかこつけて，精神科が介入すべき精神状態であるのかどうか助言を仰ぎたいという気持ちに至ったのかもしれません。

このモデルケースのように，われわれ医師が，いくら患者を真摯に治療したいという一心であったとしてもそれを患者に伝えるスキルを意識して使用するように心掛けないとある一定の確率で必ずこのようなコミュニケーションに障害が起きることになります。

　本章では，われわれ医師が患者と真摯に向き合っているのだということを示すスキルのなかで，第7章(⇒ 127頁)で解説する非言語性要素と同じくらい重要な，共感の示し方について整理していきたいと思います。

1　共感とは？

　それでは共感とは何でしょうか？　ある国語辞典の記載によれば，「他人の意見や感情などに対してそのとおりだと感じること。または，その気持ち」とあります。
　文字どおり，立場が似通っているほど，共感は空気を吸い込むがごとく，当たり前のようにできるわけですが，患者と医師は診察時の役回りから背景の医学的知識に至るまで立場が違いすぎる両者ですから，普通になんとなく診察していたら，厳密な意味では共感など絶対にできっこないのです。

　これをふまえれば，共感してもらっていると患者に感じてもらうためには，やはりわれわれ医師が「意識的に」，場合によっては積極的に「演技して」行わなければ難しいものであって，スキルの一種として取り扱ったほうがよいものであることは容易に想像できるのではないでしょうか？
　重ねていいますが，医師と患者は立場も知識量も何もかも違うので，**ごく自然に共感することは不可能に近い**と言ってよいと思います。

　「本当の意味では患者のことなんかわかってないのに，わざと共感するフリをしろってこと？　なんだか不愉快だなあ」などと感じる方もいるかもしれません。確かにその考えも一理あるのですが，われわれ医師はプロフェッショナルな立場

として患者に応対しなければなりません。

　演技もそこに悪意があるなら，詐欺的なほうに針が振れるわけですが，「患者に共感を示す」＝「患者を騙す」ということでは決してありません。そうしたスキルがなく，ただ適当に患者と応対している医師のほうが，結果的には患者のためにはなりませんし，医学的にはどんなによい医療をしていても，結果独りよがりとなる可能性が高まるわけです。

　皆さんは，大学などで，患者に対しての共感の重要性をさまざまな形で教えられたと思いますが，演技してでもアピールしないと患者から共感しているとわかってもらえない…というところまで積極的に意識したことがあるでしょうか？
　今回のケースの医師も「患者への共感の重要性」を散々と教えられてきた世代であったわけですが，結局その教育は机上の学問のままで生かされない結果となっています。
　実臨床で血となり肉となるレベルまで高めるためには，「共感は重要です」といったような曖昧な姿勢ではなく，**共感を一種のスキルとして積極的に認識して，日々繰り返される医療面接に備えて事前準備すべき**ものであるということがわかりますね。

1) 医療コミュニケーション上の共感とは？

　繰り返し述べますが，医療面接上の共感とは，患者の情緒を安定化させ，信頼をもって医療を受けていただくよう促すスキルです。そういう意味では，日本語としての共感という語句とは別物と割り切って認識したほうが，日々の医療面接上で使用する技法習得においては抵抗が少ないかもしれません。

2) 共感を患者に実感させる3つのステップ

　共感をしてもらっていると患者に感じさせるためには，3つのステップに留意して臨む必要があります。これを本書では，共感の「序破急」と名づけたいと思います。

これは3ステップでもいいですし，ご自身でアレンジして，起承転結(?)のように4つのパートに分けてもよいのですが，いずれにせよ実臨床で継続して意識するためには，自分なりに手順を決めてキーワード化したほうが覚えやすいですし，どんな患者に対しても安定して使用できます。

3) 共感の序破急

❶ 共感の序～共感する相手(患者)のことをよく知るステップ～

　共感するためには，まずは相手のことをよく知ることが重要です。「よく知る」といってもその性格傾向や家庭環境などを知りましょう…と言っているわけではありません。

　もちろんそうした情報も知っておいたほうがよいに越したことはありませんが，特に日本の医療環境においては診療の時間はきわめて限られています。効果の薄いことをだらだらと聞いていても仕方がありません。

　「よく知る」とは，「患者が何を求めて来院しているのかを意識する」ということです。

　どこかで聞いた話ではないでしょうか？　そうです。第1章(→1頁)で，解釈モデルや受診動機を知ることは重要だと述べた際に，全く同じことを記載しました。

　解釈モデルや受診動機を知ることは，「共感」の必要十分条件であると言えるほど必須ではありませんが，必要条件くらいには該当するかもしれない，よりよく共感をするための重要な基礎部分にあたるのです。

　第1章では，患者の解釈モデルや受診動機はさまざまなバリエーションがあって，それを聴く際にはなるべく批判的にならないようにと記述しました。

　これも共感の姿勢の第一のステップにつながるものです。

共感を感じてもらう前提条件とは？

　症状や経過を聴く際に，患者から教えてもらうという態度がとても重要です。本書ではなるべく精神論は語りたくないのですが，実際にこの前提ができていないと共感を感じてもらうように振る舞っても，嘘臭くなったり，白々しくなることが多いと感じます。

心構えはコンコーダンスモデルで

　現代の医療は，患者中心の医療を遂行すべく，さまざまなことに気をつかうことが多くなりましたが，従来のモデルでは，われわれ医療者側が主体性を持って治療対象である患者をサポートするという，患者からみれば受動的な意味合いを含む内容が主体でした。

　しかし最近，調和（コンコーダンス）モデルといって，患者自身を「自分の体の専門家」という位置づけにして，医療者と一緒に治療という目標に向かって邁進していくという形態に発展させた考え方が出てきました。

　このコンコーダンスモデルの是非はともかくとして，患者に対する位置づけという要素に関して言えば，共感の前提としての心構えを考えるうえでは，適した考え方なのではないかと感じています。患者を自身の体の専門家とみなすのであれば，医療の専門家であるわれわれとしても，「もう一方の専門家の意見」を尊重して聴いてみようという気分に自然になりますよね？

　決して医学的でない突拍子もないことを述べられても，こちらの陰性感情も湧きづらくなるのではないでしょうか？

　こうした心構えのうえで，解釈モデルや受診動機を聴き出すのが共感の第一歩です。

　この態度を深化させると，いわゆる傾聴という態度に至ります。

　傾聴は重要な態度ですので，第8章（⇒ 147頁）で詳述します。

共感の序

- 患者が何を求めて来院しているのかを意識する
- 共感の前提条件〜患者を「自分の体の専門家」とリスペクトする心構えも重要

---

❷ 共感の破〜患者の発言から思い・感情を検知→言葉を繰り返しさらに引き出す〜

　共感は，「他人の意見や感情などに対してそのとおりだと感じること」です。

　医療コミュニケーション上の共感スキルについては，患者の意見より，その感

情に対してスポットを当ててそのとおりだと支持表明するほうが円滑に進むことが経験上多いと思われます。

　共感の序を実践すると，患者の解釈モデルや受診動機が聴取されます。
　前述したように，この解釈モデルや受診動機に類する情報は，患者がどのように感じたのかという感情が含有されていることが多いわけですから，重要で決して見逃してはいけない情報である可能性が高いと言えます。
　そしてそこでアクションを起こせば，共感をしていると患者に感じてもらえる可能性が高まるということになります。

　冒頭のモデルケースでは医療者の側から，特別聴取しなくても検診結果を持って来院した冒頭で，患者はすぐに結果が不安であることを表出していました。良好な医師患者関係を築くためには，こうした発言を逃さず，リアクションをしていくべきなのです。

患者の感情表出に対して上手くリアクションするために必要なこととは？

　まずは，前提として非言語性コミュニケーション（視線や表情，相槌など）が重要になるのですが，本章で述べると情報過多になるので，第7章（→ 127頁）で詳述したいと思います。

　本章では，こちらが注意深く聴いていることを表明する手段としては「患者が言った言葉を繰り返す」という方法を整理します。
　医療面接やカウンセリングなどの技法では「オウム返し」などと呼ばれるもので，実臨床においても確かに手軽で，効果を即実感できる言い回しです。

例）第1章のケースでは…

[患者]「そうですね。私の症状に関係あるかわからないんですけど，この前ニュースで結核が最近流行ってるとか聞いたからそれは不安ですね。私も咳が続くと痰に血が混じることがあるんですよね。ドラマとかで結核の人が血を吐いたりするじゃないですか。その前触れだったりすると困ってしまうから」

|医師| 「なるほど。血が混じることがあるんですね。それで結核の可能性を心配されているんですね」

オウム返しをする際のポイント

いつもよりも声のトーンを1段階程度落として，通常の口調よりもゆっくりするように意識すると，こちらが真剣に扱っていることのアピールになります（普段ゆっくり話す方であれば，患者の口調を基準としてそれよりゆっくりめであればよいでしょう）。

あまりに早くオウム返しをすると，せっかく繰り返しても，患者は軽くあしらわれていると感じられたり，機械的に処理されているのでは？　と感じやすくなります。

このポイントは，もともと，早口で元気な語り口かもしれないなと自己分析している(私自身がそうなのですが)先生方には特にお勧めしたく思います。また普段はそれほど早口ではない皆さんも，診察時間がより限られたシチュエーションになると，早口になりがちですから，そうした場合には，意識してもよいかもしれません。

このオウム返しが上手くいくと，患者はこちらが親身になって聴いてくれていると感じる確率が高まり，その後の共感の表明がより円滑に運びます。

共感の破

- 医療コミュニケーション上の共感とは，患者の感情にスポットを当てるもの
- 受診動機や解釈モデル周辺情報は感情表出の宝庫!!　見逃さない
- 患者の感情の発露は，聴いていることを表明するために，繰り返すテクニックも有効

❸ 共感の急〜聴取した患者の思い・感情を受け止めたことを表明する〜

これまで述べてきた「序」「破」それぞれのステップは主に，患者が医療機関に受診するまでにどのような感情があったのかをリサーチするステップでした。

共感は，「他人の意見や感情などに対してそのとおりだと感じること」という語義でしたから，これを達成するためには，最後の仕上げとしては（患者の感情は）そのとおりだ，もっともだと承認してあげればよいことになります。

　共感の急は，そのリサーチで判明した感情を医療者側が受け止めていることを表明するステップとなります。

　患者が，不安です，悲しかったです，辛かったです，心配です…など自身の感情を吐露したならば，その表現のまま繰り返すだけで，医療者側として受け止めていますよというアピールになるのです。
　明確に思いや感情を言語化しない患者においては，医療者側で患者の心情を推察して，一般的な言葉で置き換えると，それがすなわち，共感の態度ということになります。

　具体的に記載するならば，（○○だとしたら）「そう感じるのは当然ですよね，不安だったですね，お辛かったでしょう，怖かったんじゃありませんか，びっくりされましたでしょう？」などなど，ケースバイケース，最適と思われる感情についてこちらで言い換えるというわけです。

　しかし，たまにはこちらが推測した感情が間違っていることがあるかもしれません。

　例えば，「そんな結果を検診で言われたら，びっくりしたんじゃないですか？」との医師の解釈に対して，「びっくりしたというよりは，辛かったです」と患者から指摘されたり，「たまにであっても血便が出るんであれば，だいぶご不安だったのではありませんか？」との解釈に対して「う〜ん，不安だったというわけではないですよね。ただ受診したほうがいいって家族のものが言うもので」などさまざまに微妙な違いを患者側から指摘される…などです。

　そうした場合は，素直に「そうですか，（患者の感じた感情）だと感じたんですね」と述べて患者の発言をむやみに否定しないようにしましょう。

1. 共感とは？

患者は不安だから医療機関を受診すると述べました。また受診の際には患者自身で何らか自分なりの解釈して，その結果が受診動機につながるのだとも述べました。それはおそらくはどの患者にとっても間違いではないことなのですが，だからといってわれわれ医師に自身の感情の動きを指摘されることを素直に認めたくない人もいるわけですし，多少のニュアンスの違いをあえて指摘することで，自分という人間をもっとわかってほしいというアピールの一助とする患者もいるのです。人間は一筋縄ではいかない生き物です。

　正確に統計をとったわけではありませんが，個人的な経験から推測する限り，共感の序破急の最後の段階で，こちらの感情の要約に対して，異議申し立てをする患者は少なくとも2割程度は存在しそうだというのが実感です。
　しかしそうした場合でも，今まで述べてきたような手順をふんでいさえすれば，この異議申し立ては不愉快なものでは決してなく，医師患者関係がよりスムーズに構築される過程のなかでの話し合いという位置づけにすぎないと感じています。

患者性別による感情表出の違い

　男性患者よりも女性患者のほうが自身の感情表出が豊かで，診療上の会話も弾むことが多いことがわかっています。これは，医師が男性であっても女性であっても同様なのですが，女性患者のほうが自身の感情表出の語彙が豊富というか，医療者側が共感するためのヒントを多彩に提供してくれるようです。
　600名程度の定期受診の診察に訪れた患者を対象にした研究によれば，女性患者のほうが男性患者よりも自身の心配や不安を示す発言内容が多く，それに反応して医師もより患者の情緒面に気を配ることができていたようです(Hall　JA, et al. 1995)。
　また，複数の古典的な報告(Waitzkin H, et al. 1985など)によれば，女性患者は，男性患者に比べ，医療者から自身の疾病に対しての情報をより多く引き出せていたり，医師の側から平易な言葉で詳しく説明を受けていた傾向があることが明らかにされています。
　もちろん患者の特性によっても異なるのですが，これらの事実を参考にすれば，男性患者である場合には，われわれ医療者側が，より注意して，患者の感情

表出を見逃さないようにすると，患者満足度が上がると言えるでしょう．

モデルケースの女性患者は，診療冒頭で「不安なんです」と明らかに口にしています．皆さんもこれまでの診療を振り返ってみれば，そういえば!!　と思うかもしれませんが，日本でも女性のほうが自身の現在の気持ちや感情を表出するのが上手(時に表出しすぎて，こちらが持てあます患者もいますが…)な気がします．

文化的に男性は黙して語らず的な美徳があるということも，女性の感情表出を目立たせているのかもしれませんが．

> **共感の急**
> - 序・破のステップでリサーチした内容から患者の感情・思いを類推する
> - 患者が述べた感情表現があれば，そのまま繰り返す．なければ類推すべし
> - 男性患者のほうが感情表出は苦手．よりスキルを意識的に活用すべし

❹ 専門用語の排除は意外に難しい

本章で共感のスキルとともに提示しておきたいもう一つのものとして，「医師が患者に説明する際の専門用語の排除について」があります．

結論から言うと，専門用語の排除は意外に難しいのです．

100回のプライマリケアの診療を記録解析した研究において，ごく一般的な診療時間で1回の患者あたり平均5例のいわゆる「専門用語」が患者への詳しい説明もなしに使用されていることを報告した研究がありますし，古典的な研究(Korsch BM, et al. 1968)においても800回以上の小児科外来での診療記録での会話内容を解析した結果，その半数以上のケースで医師が専門用語を使用し，その説明もなされないために，患者家族と医師とのコミュニケーションの障害の一因になっているという報告もあります．

現代の医療はより複雑化し，専門用語の種類も多くなっていますから，現在ではこの古典的な報告以上の状態である可能性は十分にあります．

本章を記述するにあたり，自分はどうなんだろうと気になり，自分の会話のみをレコーダーにとって後から聴いてみたことがあったのですが，「自分自身で専

門用語を使用しない，あるいは使用してもその後にすぐに説明しよう」と意識して外来診療に臨んだにもかかわらず，30人近くの患者に対して行った，計3時間程度の外来診察のうちで説明が不十分な医学専門用語が，ひいき目に見積もっても20～30単語近くはみられ，意識していてもこんなにもできないものかと自己嫌悪に陥りました。

　専門用語を乱用してその説明も適切に行わないのは論外としても，われわれ医師は，いくら気をつけていても医学的知識のない患者あるいは家族に，完全に平易な言葉で説明することはかなり難しいのだと思います。

　では，完全には難しいとしても，どうすれば，より改善されるでしょうか？

① 専門科によって頻出する専門用語は，事前に平易な言葉に変換できるようにしておく
　これは意識的に行っている皆さんも多いのではないでしょうか？
　医師を長く続けていれば，どの単語が患者にとってはわかりづらい単語であるのかがわかりますし，その都度自分なりに専門用語を平易に説明をしてみて患者理解の反応を確かめることで，説明はよりよくなるのだろうと思います。

② 医師が当たり前のように使用する語句でも専門用語があることを認識する
　例えば，体の位置を指し示す「部位」，きっちりと検査をする意味合いの「精査」などは，ただの日本語として当たり前のように使用しますが，患者からみれば，日常会話とは異質のいわゆる専門用語ですし，「頓服」や「食間内服」など，患者が意味を誤解しやすい単語も専門用語といえます。

　上記のようなことを心掛けた診察をすれば，患者はその努力の姿勢を自然に感じるものですから，仮に数単語専門用語が混じったとしても医師患者関係の確立にはプラスに作用するでしょう。個人的には，告知や治療方針など専門用語をたくさん使用しなければ成立しない説明の後には「何か質問はありませんか？　意味がわかりづらかった語句などはありませんでしたか？」と訊ねるようにしています。

上記モデルケースにおいては，医師が検査説明の段階で専門用語を説明もなしに多用していることもコミュニケーション上問題でした。しかし，いきなり患者から診察の録音を求められるなどすれば，われわれ医師の側も言質を取られないように構えてしまうわけで，このケースに関しては，それも致し方なかったのでないかとも思えます。

　最後に，冒頭のシチュエーションで，医師側が共感のスキルに気をつけてやり取りしたモデルケースを記載しておきます。患者は変わらないのに，ここまで上手くいくの？　と思われるかもしれませんが，今回のケースの元ネタの際には，実際に精神科外来に来た患者に，本章で用いた共感スキルを活用してその後の医療が円滑に進んだこともまた事実なのでした。参考にしてください。

モデルケースに適応してみよう

診察に至る背景設定

患者は43歳女性。大沢啓子（仮名）さんです。一部上場企業の総合職管理職として多忙な日々を送っています。会社で任意で行った乳がん検診にて右乳房にしこりを指摘され，精査のために本日300床程度の病床を持つ総合病院乳腺外科に来院しました。

[医師]「こんにちは。大沢さんですね。こちらへどうぞ。医師の○○といいます。ええと，問診票によれば…検診でしこりがあると言われたんですか？」

[患者]「そうなんです。だからびっくりしてしまって。検査の結果はこれです」
（検査結果のみが記入された用紙を差し出す）

[医師]「ええと，触診とマンモグラフィーをやってるんですね。それで要精査ということですね」

[患者]「はい，レントゲンと触診をしていただきました。これだけで何かわかるものでしょうか？」

[医師]「そうですね。やはり右に腫瘍なのかどうかはまだわかりませんが，何か正常組織ではないものがあるようですね。こちらでも詳しく検査をしていきましょう」

[患者]「はい，よろしくお願いします。でも初めてのことだから不安ですね」

[医師]「そうですよね。初めてのことですと，不安になりますよね。具体的には何が不安とかってありますか？　例えば，こんな結果だったらどうしようとか，こんな検査をするのは嫌だなとか？」

[患者]「そうですね。やっぱりしこりっていうと，素人考えで申し訳ないのですが，真っ先にがんって考えてしまうものですから。特に乳がんは，すぐに進行しないかわりにずっと苦しむって何かの雑誌にかいてあったのを記憶してまして…やっぱり不安ですね」

[医師]「なるほど。そういう記載を覚えておられたら，余計に不安ですよね。自分がなってしまったらどうしよう…そういう不安でしょうか？」

[患者]「はい。そうですね。この検診結果をみてからずっとそんな考えがぐるぐる回ってしまって…仕事も手につかなかったんですよ」

[医師]「そうですか。仕事が手につかない…。それはお辛かったですね。ただ検診結果だけでは確実なことはいえませんから，今までの結果を参考にしながら追加で検査を進めていきますが，よろしいですか？」

[患者]「はい，もちろんお願いします。今日は，そのために来ましたから。具体的にはどういう検査を追加するんですか？」

[医師]「追加の検査としては，エコー検査があります。これは痛みを伴うものではありませんが，その結果とマンモグラフィー，乳腺のレントゲンのことですね，この２つの検査結果を総合して，やはりさらに詳しく調べたほうがいいということになれば，細胞診検査といって異常が指摘されている部分に直接針を刺して細胞を取ってくるという検査をすることもあります」

[患者]「針ですか。ちょっと怖いですね…悪いものかそうでないのか，パッとわかるような検査とかってないんですか？」

[医師]「なるほど。確かに自分の胸に針を刺されるのは怖いですよね。しかし，右胸のしこりが，大沢さんが心配されているような悪性のものかどうか

を確実に判断するためには，その部分の細胞の性質を調べるのが一番なんですよね。いくら画像検査を積み重ねても悪性か良性かの判断は，直接その場所から取ってきた情報のほうが確実ですからね。大沢さんに限らず，針を刺す検査は嫌だなって言う患者さんもいますが，検査が進んでくると，ずっとどっちなんだろうってわからないで不安なほうが嫌なので，結局は針で取ってくる検査を受けようって思われる患者さんのほうが多いですよ」

[患者]「そうですか，そうですよね。すみません。子どもみたいなこと言って。針が怖いっていうよりも病院にこうやってきて検査を何度も受けないといけないっていうのが不安だったものですから…すみません。じゃあ先生よろしくお願いします」

[医師]「そうですか。わかりました。もちろん検査の際には，なるべく痛みなどは最小限にするように配慮しますので。それでは今日できる検査を受けていただいて，予約で行う検査については，スケジュールを押さえていきましょう」

[患者]「はい，よろしくお願いします」

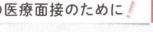

明日の医療面接のために

- 医療面接における共感は，スキルとして意識すべし。何となくでは，共感できない
- 共感は，情報収集➡患者自身の感情を検知➡患者の感情を類推して追認するという流れで
- 専門用語の排除は意外と難しい。事前に平易なことばで説明する準備をしてみよう

第4章

openとcloseの質問を
戦略的に活用しよう

> **診察に至る背景設定（患者）**
>
> 患者は，52歳男性山口（仮名）さんです。会社員で経理の職についています。1か月前から続く倦怠感と微熱を主訴に，病床をもたない内科を標榜するクリニックに1人で来院されました。職場の健康診断で血圧が高めであることを数年前から指摘されていますが，特に定期的な内服などはしていません。

> **診察に至る背景設定（医師）**
>
> 大学病院の消化器内科でシニアレジデントとして勤務している，卒後5年目30歳の男性医師です。大学からの給与だけでは生活が成り立たないこともあって，週に1日，医局から紹介されたクリニック（無床診療所）で非常勤として勤務しています。外来の患者数は多いのですが，気ままに診療できるので，よい息抜きになるなと感じています。

モデルケース

医師「それでは次の方どうぞ。はじめまして。医師の○○といいます。山口さんですね。今日は，どうされましたか？」

患者「はい，実はですね，そんなにひどいわけではないかなと思ったんですが，ずっとだるいのが続くもので調べてほしいなあと思ってきました。関連しているのかどうかわからんのですけど，熱も出たり引っ込んだりします。37℃台程度なんですがね」

医師「そうですか。ずっとだるさが続くんですね。それに熱も…。それは心配ですね。どのくらい前からですか？」

患者「そうですね。ちょうど1か月くらい前からだと思います」

医師「なるほど。1か月前から…。ちょっと長引いてますね。だるさや微熱の原因で何か思いあたることはありますか？」

患者「ええと，特にないのです。はじめは酒が原因かなって思ってね，やはり

１か月くらい断酒してるんですよ。でも，全然体の調子がよくならなくて…」

医師「なるほど。**断酒はいい判断でしたね。でもそれでもよくならない…と。こんなに不調が続いたことに関連して，何か心配な病気などはありますか？　山口さんなりのご意見でいいのですが**」

患者「そうですねえ…的外れかもわからんのですが，やはり膵臓や肝臓が痛んでるんじゃないか…場合によっては，がんとか変なものができてやしないか心配ですね。がんだと，ずっとだるいのが続くって言いますでしょ？」

医師「**なるほど。そうですね。だるさなどの自覚症状から悪い病気が見つかる場合もありますからね。身の周りの方にもそういった方はいらしたんですか？**」

患者「はあ，実は父を肝臓がんで亡くしているものでして…こういったものって遺伝するっていいますよね？　２か月くらい前に受けた会社の健診では，血圧が少し高いくらい以外は異常なかったもんで。だから…たぶん大丈夫だと思うんですけど，念のためなんですよね。今日来たのは」

医師「**そうなんですね。でも，早めに医療機関にかかられるのはとてもよいことですよね。ずっと不安なまま過ごされてもよくないですから。では，これから身体診察をしていきますね。その結果も加味して必要な検査も考えていきますが，何かこれはやっておいてほしいという内容の検査はありますか？**」

患者「はあ，できれば胃カメラとかやってほしいですね。10年くらい前に受けたときは問題ないって言われたんですけど，だるいからなのか，食欲もあまりなくて…そっちの問題もあるのかと」

医師「**なるほど。わかりました。必要がありそうなら，検討していきましょうね**」

―― 医師は，患者を診察台に横たわらせて，身体診察をしながら微熱・倦怠感についての系統だったいわゆる，review of system を使って問診をしていきます。
　　診察時には，綿密に調べていることを強調して述べていきます。患者が述

べた解釈モデルにかかわるような部位の診察においては，所見上は正常の範囲内であることを述べながら身体診察を進めていきます．

[医師]「なるほど，心臓や肺の音は正常で倦怠感や微熱の原因となるような雑音などは聞こえませんね．お腹は…ちょっと失礼して…肝臓も触診上は腫れてもいませんし，膵臓なども触診上は，触れないですね．最近体重など変化はありましたか？」

[患者]「ありません」

[医師]「寝汗がひどいとかは？」

[患者]「ありません」

[医師]「便が細くなった，色が変わった，血液が混じった便が出たなどはありました？」

[患者]「…ないと思います．すぐに流しちゃいますけど」

[医師]「そうですか…爪や手指なども…特に問題はなさそうですが…朝に指が動きづらくなったりは？」

[患者]「特に…ないですね．大丈夫です」

[医師]「そうですね．まずは血液検査，それとレントゲン，心電図はすぐに結果が出るので行っておきましょう．血液検査に関しては，項目によっては本日結果が出ますが，お聞きになりますか？　だいぶ待つことになるのですが？」

[患者]「待つんですね…いや，それなら今日でなくてもいいです．この後，仕事もありますし．また予約をして一度に結果を聞きたいと思います」

[医師]「わかりました．それと，ご希望の内視鏡検査も，実際に施行してみないとわからないことが多いですから，本日予約をしていきましょうか？」

[患者]「そうですか．こちらでできるんですね．それではお願いしようかな」

[医師]「それと，今のところは検査結果が出てから，原因にそったお薬などで治療できればと考えていますが，検査結果が出るまでに辛いようであれば，少しお薬を出しておきましょうか？　対症療法になるので，根本的に解決がはかれる薬ではないかもしれませんが？」

患者 「…ええと，とりあえず結構です。そこまで辛いわけではないですから」

医師 「そうですか。じゃあ，今回は処方しませんね。あとは…そうそう，最後に何か聞いておきたいこととかありますか？ 今回のお辛さに関係しないことでもいいですが？」

患者 「はあ…そうですね…これは先生に聞くべきことなのかわからないのですが…身体のだるさと…あの…性病みたいなのって関係あります？」

医師 「はあ，性病っていうと…性交渉で感染する…あの？」

患者 「はい，その性病です。お恥ずかしい話，私，数か月に１回くらい風俗に行くんですね。それでちょっと前に出張で地方に行ったときに馴染みじゃない店に行ったときに，何となく変な女性に当たりましてね。その後も特別症状はなかったんですが…何か感染すると潜伏期があってしばらくしてから症状が出るとも聞いたこともあったもので…」

医師 「なるほど。そういった心配もあったんですね。山口さんに当てはまるかどうかはわからないですが，Ｂ型肝炎などの性感染症の一部だと，だるさのような自覚症状から発症がわかるものもありますね。なるほど…そうすると，山口さん，最後に言ってくれてよかったですよ。採血の項目を少し追加しましょう。一般的な検査だけだと，そうした性感染症はわからないものでね。あと…おそらく違うと思うのですが，HIV，いわゆるAIDSウイルスってやつの簡易検査ですけど，それも追加で調べておいたほうがいいでしょうかね…希望されます？」

患者 「はあ…そうですね。じゃあ調べておいたほうがいいですかね…お願いします」

医師 「まあ，HIVに関しては可能性は低いかもしれませんが，一応調べておきましょうね，念のためですから。あとは，言っておきたいことなどはありますか？」

患者 「いえ，あとは大丈夫です。検査結果がわかる日にまた来たいと思います。今日はありがとうございました」

医師 「そうですか。それでは，また後日。辛くなったら，予約日前でもお電話ください。お大事にどうぞ」

いかがだったでしょうか？　本章は，これまでの章とは異なり，モデルケースには，ベストとは言えないかもしれませんが，初回診察としては，まずまず上手く医師患者間のコミュニケーションを構築できたと思われる症例を挙げてみました。

これまでに整理したコミュニケーションで気をつけるべき要素がすべて織り込まれているわけではありませんが，復習を兼ねて読んでいただけたのではないでしょうか？

本章では，まずは医師が患者にする質問を open ended question（以下，open question と記載します），closed question に分けることの意義とそれを意識して使用することの効果について知識を整理していきたいと思います。

医療面接や医療におけるコミュニケーションについて述べた著作では，そのほとんどにおいて，患者に投げかける質問は，open question, closed question と2種類に分けられていること，そして open question で患者の考えを聴き出してから closed question を用いて情報収集を図るべきだなどという記載がみられます。

どの医療面接の著作にも記載されている内容ですし，最近の医学教育では OSCE などの実技試験でも強調されるので，ほとんどの方は知っていて，実際の診療に取り入れ意識して使用していると思われます。

詳しくは後述しますが，ここで簡単に説明しておくと，いわゆる closed question とは，患者が「はい」「いいえ」などの言葉を用いて2択で簡潔に答えられるような医療者からの質問であり，open question とは，その逆で，患者が自由に答えなければ成り立たない質問のことです。

医療面接を扱う著作の大半は open question をいかにして用いるべきか，そしてそういうエッセンスを用いたコミュニケーションが望ましいという記載がなされています。

別に本書ではこの金科玉条に異議を唱えるわけではないのですが，実はこれだけの理解にとどまっていると，結局，時間がきわめて限られた実際の臨床では応用がしづらいのです。なぜなら，実際にわれわれがよく患者に多用するのは，open question ではなく，むしろ closed question だからです。「open question が

重要なのです，用いるようにしましょう」といくら勉強しても，実際の医療面接とかけ離れているのでは単なるお題目にすぎなくなってしまいます。open questionばかりで患者に話しかけなければよい医療面接ではないのではないか？と考えてしまい，当然のごとく上手くいかずに，結果，医療面接技法がこれでよいのか思い悩む原因となる場合もあります。

　勘違いしないでいただきたいのは，open questionのほうが悪い，closed questionのほうがよいなどと優劣を述べているわけでは決してないということです。
　重要なのは，質問を患者に投げかけるわれわれ医師がopen question，closed questionどちらの特性（メリット・デメリット）も理解したうえで，それを完全に意識して使用できるよう，事前に整理しておくことです。そうした準備さえしておけば，日常臨床においてスキル化して使用することも，それほど難しいことではなくなるのです。

open questionとは

　医療者が投げかける質問のうちで，「はい」「いいえ」など簡潔な言葉で答えられない質問のことです。

例）「最近，体調はいかがですか？」
　　「何か困っていることはありませんか？」

　open questionをこちらが投げかけると，患者は自由な言葉を用いて返答しますから，患者の考えや感情，思いがより入りやすくなるという特長があります。質問者である医師の立場からすれば，open questionは「会話の主導権は患者さんになりますよ。さあ，あなたの思いを自由にお話しください」とわれわれが促す，**「患者の側に」スイッチを入れる質問法**ということになります。
　この質問法は，これまで重要であると強調してきた，患者が思う解釈モデルや受診動機などを聴き出す場合には最適で，そういった患者側の思いや解釈などに

ついての情報に関して聴き出す際に最も効力を発揮します。

　注意点としては，open question を投げかける＝患者に自由に話してもらう時間なわけですから，われわれはこうした原則を意識して，ある程度の時間は黙って患者に主導権を持たせて話をしてもらうべきということになります。デメリットは，時間がある程度かかる（といっても数分でしょうが）ということでしょう。

　第3章（⇒ 39頁）で，医師は患者の話を聴かずに遮ってばかりだという研究があると述べましたが，少なくともわれわれ自身が投げかけた open question の後くらいは自由に患者の思いを聴く時間であると割り切るべきなのではないでしょうか？

open question では医学的な情報は聴取しづらい

　一般的に患者は医学的な知識がほぼない，あるいは偏っているわけですから，open question をいくら使用しても，つまり患者にいくら主導権を持って会話してもらっても，いわゆる診断・治療に直結するような内容に関しては，いつまでたっても濃くはなりません。

　例えば，慢性咳嗽の患者に open question で問いかけ，いくら自由に回答を促しても「咳以外には鼻水が垂れ込む感じがしますね」「そういえば咳以外にも喉の違和感や食べた後に気持ち悪くなったり苦い水のようなものがこみあげることもあります」など，鑑別診断の根拠となるような内容を勝手に語ってくれることは，まずありえないと思ったほうがよいわけです。

---

open question とは

- 患者に主導権を渡す質問法
  - ➡ いったん open question を投げかけたら，少しの間，患者に主導権を持たせて話をさせるべき
- 時間はある程度かかるが，患者なりの解釈や心情を聴き出すには必須
- 医学的に価値ある情報を引き出すには不向きな質問法であることを理解する

closed question とは

　上記で軽く触れたように医療者が患者に投げかける質問のうちで，「はい」「いいえ」などの言葉を用いて2択で簡潔に答えられるような質問のことです。

例)「胸は痛みますか？」
　　「動悸はしますか？」

　上記の open question とは逆で，closed question を使用している限りは，**われわれ医療者側に会話の主導権**があります。
　そして主導権があるがゆえに，多用しすぎると弊害が如実に表れます。
　患者によっては，「この医者はあまり話を聞いてくれない」「一方的に確認されてせわしない，事務的だ」と感じるコミュニケーションになってしまうわけです。
　一般的なコミュニケーションに置き換えてみればわかるでしょう。1人だけ一方的に話し続けるコミュニケーションでは，もう一方は普通は満足しませんよね？
　医療面接では，診察室という非日常環境で，かつ医師と患者という立場が180度近く異なる2人がその登場人物であるために，一方の不満(たいてい患者ですが)がわかりづらくなっているだけなのです。

　しかし closed question は，医療面接ではわれわれが実際は最も多用する質問法です。
　上記でも述べたように，医学的に絶対に押さえておきたい必須事項を確認するとき＝問診的な要素には，最も効率的な質問方法ですから，医療面接の医学的情報収集の側面を高めるためには避けては通れません。また，診療時間を短縮する意味合いからも非常に効率的であり，仕事に日々追われる医師としては，最も多用したい質問法であるといえます。

医療コミュニケーションは茶飲み話に非ず

　医療者はプロフェッショナルとしての役割を果たして初めて尊敬されます。こ

れに関しては，患者と医師とのやり取りを被験者に見せてその感想を確認するという研究が有名です。

　実験結果では，医学的に専門性があって有能であるという描写が適切になされた医師については，丁寧で礼儀正しい人間であると，人間性についてもポジティブに解釈されました。しかしそうした適切な描写を省くと，全く同じように丁寧で礼儀正しい振る舞いをしている医師であっても，患者からは，ポジティブには認識されないということがわかっています(Wilson P, et al. 1982)。

　この研究から，医療面接はコミュニケーションだけ上手くいけば，成功というわけでは決してなく，医学的な専門性も重要であること(= closed question の重要性)がわかります。

　われわれ医師は，通常のコミュニケーションでも重視される共感や感情のやりとりを生き生きと保持しつつ，得てして相反しがちなベクトルにある医学的な専門性を高めなくてはならないという難しいコミュニケーションと日々対峙しなければならないのです。

closed question とは

- 医療者側に主導権のある質問法
- 医療面接の医学的な価値を高めるためには必須
- 効果的だがデメリットもあるので，軽減するための工夫が必要

　繰り返しますが，closed question は医療面接の医学的価値を高めるためには非常に重要な役割を有する反面，デメリットもある諸刃の剣的な側面がある質問法であることがわかりました。これを鑑みれば，closed question を行っていながらも，そのネガティブな側面を感じさせない工夫を施すことができれば，医療コミュニケーションのスキルが一段階上がるということになりますね？

　一般的に医療面接時の患者への質問に対してわれわれは，いかにして open question を上手く差し込めるかということに注意を払うのが普通なのですが，実はむしろ open question そのものが重要なわけではありません。

実臨床上では，closed question を多用することの**デメリットをどれだけ軽くできるか**というほうが実践的で，明日からすぐに役に立つ医療面接スキルであるといえるでしょう。

　さまざまなアプローチがあると思いますが，本書では，以下のスキルを提示したいと思います。

 closed question のネガティブな側面を感じさせない工夫

1）前口上先行法

　closed question を連発して必要事項を埋める前には，一定の前口上があったほうがよい場合が多いようです。例えば肺炎の鑑別を進めるために，温泉旅行に行ったかどうか，ガーデニングで土いじりをしたかどうか，近くに鳩がいないか，野鳥の糞がないかなどを聴くために質問を投げかけたいなと思ったとします。そうしたことを前口上なしにいきなり聴取すると，医学的な知識がない患者からすれば，その重要性などわからないでしょうから，「なんでそんな関係ないことを聴くんだ」と不審がったり，場合によってはプライベートなことを医師に詮索される筋合いはないと気分を害す場合もあります。

　特に妊娠の有無や違法薬物摂取の有無，性交渉歴などについては，いきなりは聴きづらいものですし，かといって open question をいくら投げかけても自発的には答えてくれる内容ではありません。患者の心情を害さないようにするためにも closed question を多用して情報収集を図る前には，ある程度の前口上があったほうがよいようです。

　例）これから，受診した患者さん皆さんに必ず聴く内容を確かめていきます。当てはまらない場合などでもお気を悪くしないでくださいね？

　こういった前口上があると，患者は，「誰でも聴かれるものなんだな」とわかり，

事前に気構えができますから，あえて機械的に質問してもスムーズに聴取できるという効果も期待できます。

2) closed question 分散法

　第1章のモデルケース（→2頁）が悪い例だったのですが，closed question をまとめて矢継ぎ早に聴取すると，患者は事務的で温かみがないと感じてしまったり，詰問されているのでは？　などと感じたり，患者の心情に侵襲的に作用するきっかけとなる場合もあります。

　ただし，われわれ医療者側の立場からみれば，ある程度まとめて，それこそ review of system のように聴取しないと情報の聴きもらしが出てくるリスクが高まりますので，ケースバイケースで使い分けなければならないと思います。そして医療面接の前半と後半に closed question を意識的に分離させることができれば，closed question のトータルの量が同じであったとしても，矢継ぎ早に詰問されているという感覚には陥りづらくなるはずです。

　分離して聴取する場合には，前半部分では，患者の症状により直結した，患者でも今の症状に関連しているなとわかる内容を聴取し，後半部分では，医学的な知識のない患者からすると症状とは関係ないと思うかもしれないが，聴き逃すべきでないこと（家族歴や患者の生活習慣，居住空間や出身地などのプライベートなことなど）に関して聴取するなど，前もって自分のなかでルールを決めておくと，聴きもらしが減るかもしれません。

　実際の医療面接でこの前半・後半部分を分けるのは，open question であってもいいですし，身体診察などでもよいでしょう。

　例）10個 closed question を患者に投げかけるとすると…
　　　4～5個 closed question で質問
　　　↓
　　　open question を投げかけ，患者に話してもらう，身体診察を挟む…など
　　　↓
　　　再度 4～5個 closed question で質問

何が本質かと言えば closed question の連投は患者にとってはちょっと負担で，closed question のデメリットが出やすい診察状況ということです。

例）のように厳密に質問の数など分けられようがないのが通常ですから，実際にこのスキルを意識的に使用する場合は，「なるべく closed question は一度にまとめない」程度の緩い意識の仕方で運用するのがよいのではないでしょうか？

3）身体診察並行法

冒頭のモデルケースで使用しているので，実例についてはそちらを参考ください。

closed question の多用は「医学的な情報聴取」にはとても効率的なのですが，ともすると冷たい感じや事務的な感じを患者に抱かせやすい懸念があると前述しましたが，身体診察に closed question を組み込んで行うとそれをだいぶ緩和させることができるので，お勧めです。身体診察時には，医師は実際に患者に触れるわけですし，セクシュアルな意味合いではなく患者側からすれば，こちらの温もりを感じられるわけです。いわゆる「手当ての効用」〔コラム 4（→ 76 頁）参照〕というものは確実に存在すると思いますし，少なくとも患者からは事務的にとらえられがちな closed question にいくばくかの温もりを感じさせる効果はあると思います。

いかがだったでしょうか？ 効果的と思われるやり方を列挙してみました。もちろん closed question を多用して情報聴取をする際，上記工夫をすべて用いる必要はありません。

また，上記に挙げた工夫よりももっと効果的なやり方もあるかもしれません。

また，これらの工夫を用いなくても，医師の側が closed question 多用のデメリットを理解したうえで質問しているという，ただその気遣いだけで患者にはその雰囲気が伝わり，有効であることも多いわけですが，大は小を兼ねるといいますから，不測の事態に備えて事前にこれらの工夫を整理しておくのは有用だと思われます。

まとめ：open question, closed question に適した質問内容一覧表

open question （患者に会話の主導権）	closed question （医療者に会話の主導権）
解釈モデル	生活歴・ADL・IADL
受診動機	review of system
不安や感情表出	妊娠・違法薬物・性生活関連
その他ナラティブな解釈	

 ## 4 診察終了時に「最後に何か質問はありますか？」と患者に聞くことの重要性

　医療面接の際，患者が医師に切り出す話のうちで，診療の最後に患者が本当に懸念している内容が出てきたり，それまでの診療の話題と全く毛色の異なる話題を患者から切り出されることは，臨床上よく経験されることです。White J, et al. 1994 をはじめ複数の報告・研究を総合すれば，少なく見積もっても 20％以上はある（およそ 5 回の診察に 1 回の割合!!）ようです。

　外来は基本的には忙しく，それほど時間はかけられないわけで，診察を終えようと思っていたときに，実は医学的にとても重要な話をされたりすると，「なぜもっと早く言ってくれなかったんだ」などと叱りつけたくなるのも人情といえますが，統計上は，当然そのようなことがあるという前提で医療面接に臨まなくてはならないということです。

　また，診察終了時に，全然違う話を切り出されると「そんなことはうちの外来には関係ないでしょう？」と言い放ちたくなるものですが，患者の 30～40％程度は本当に自分が相談したい話を医師に伝えられずに外来を終えてしまっていて，患者が医師に伝えたい話題は複数あることが多いという報告も存在しますから，診察終了時の話題が，実は患者にとっては最もプライオリティが高いものである可能性が十分あることを認識したうえで外来診療にあたるべきでしょう。

　冒頭のモデルケースでは，この「最後に何か質問はありますか？」と意識的に尋

ねることによって，性感染症に罹患しているかもしれない可能性を聴き出すことに成功しています．倦怠感・微熱という主訴ですから，その前の closed question の段で性感染症について聴きもらしてどうするの？　という意見もありましょうが，このように外来終了時に，open question を投げかけることで，聴きもらしを防いだり，患者が何を心配に思っているのかを再度確認できるというメリットがあるわけです．この診察終了時に患者から発せられる質問を，**door knob question** などと通称したりします．

　個人的には，医療面接で医師から投げかける質問は open question で始まり，open question で終える（door knob question の有無を聞くよう促す）と記憶し，実践しています．

明日の医療面接のために

- open question，closed question それぞれの特性を事前に理解しておく
- open question は，患者の心情や解釈を聞き出すのに特に有効
- closed question は，医療面接の医学的な質を高めるのに必須
- closed question のデメリットを抑えるための工夫が意識できれば診療の質が向上する
- door knob question も患者満足度を高めるためには重要

コラム 3　door knob question を聴いたばかりに…

　診察終了時に，door knob question を聴いたばかりに，あらぬ方向に話題が進み，外来の時間が長引いてしまうことが時としてあります。

　緊急性があるような内容であったり，モデルケースのように今後の鑑別や検査の進め方にかかわることであれば，無視できないわけで，聴いておいて助かった…ということになりますが，医学的にみて緊急性がなさそうな話題であることも多く，一応最後に何かありませんか？　と尋ねた後に，患者から取りとめのない話題を聴かされて，終了するはずの外来が長引いてしまい，うんざりすることがあります。そのようなときはどう切り上げればいいでしょうか？

　一番行ってはいけないのは，door knob question を聴くようにこちらが促したにもかかわらず，「それは外来の内容とは関係ないから」などと邪険に，不誠実に対応するやり方です。これなら door knob question をあえて聴取せずに外来を終えたほうがましとさえ思います（パーソナリティに偏りがあると思われる患者などではあえて door knob question を訊ねずに外来を終了させることがありますが，これは少し応用編です）。

　本文でも述べたように，最後に患者から提供される話題は患者にとってはプライオリティが高いものである可能性があり，無下に扱うと医師患者関係をより一層損なうおそれがあります。また診察の最後に後味が悪くなると，その診療全体の患者の心証を損なう可能性もあり〔第6章（⇒101頁）参照〕，この見地に立っても，ある程度注意して対応すべきといえるのです。それではどのように対応して，外来を終了させるべきでしょうか？　もちろんどんな場合でも応用可能な正解があるものではないのですが，私が個人的に行っている言い回しとしては，いずれも1分程度患者からの door knob question の話題提供を聴いた後に，複数の心配事があることを理解したと受け止め，次回に相談しましょうとお伝えするようにしています。

その日に即座に対応できないことを申し訳ないというニュアンスを伝えつつ，外来を終了します。その際，患者には，次回にこちらに聴きたいことを整理してメモなどとってきてもらうように促し，医師としては，次回の外来時に忘れないように，door knob question の内容を簡単にカルテに記載しておくようにします。

　そしてその次の外来では，主にフォローしている疾病の話題にある程度触れた後に，「ところで，前回の外来の最後にお話ししてくれた内容ですが，あれからどうですか？」などと尋ねると外来の流れ・医師患者関係を損ねずに上手くいくことが多い気がします。

　患者としても，自分が言った話を医師が覚えてくれていることがわかり，より信頼を深めるきっかけになることもあると思います。

コラム4　手当ての効用

「手当て」とは，辞書によれば，① 前もって準備しておくことの意味，② 労働などに対しての報酬などの意味の他に，③ けがや病気の処置をすることという意味もあります。

応急手当てなどの言葉で一般にもよく使われますよね。この手当てという言葉は，患者とのかかわりや医療コミュニケーションを考えるうえでは，なかなか深みのある言葉なのではないかと個人的には常々考えています。

処置という言葉だと，何となく感情がこもっていないですが，「手当て」というと，その行為に関しては，素人くさいというか，必ずしも医学的に高度ではなさそうな響きがある一方で，何となく温かみや手作り感があって，血が通っているような気がするわけです。やはり手当ての「手」という字のもつ語感がそう思わせるのかもしれません。

医師患者のコミュニケーションを円滑に進めるために，時にこの手当てを意識的に行うと効果的なのではないかと感じています。

タクティールケアということばを御存知でしょうか？　医師よりも看護師や介護士をしている医療従事者のほうが馴染みのあることばかもしれません。タクティールとは，ラテン語の触れるという taktillis に由来することばです。タクティールケアとはもともと，スウェーデンの NICU に勤務する医療従事者が，患児の体を包み込むように，計10分程度触れることをルーチンワークとして続けたところ，バイタルサインの安定化や早期退院などに有意差が出ることを発見し，その後確立化されてきている方法で，最近は認知症患者やその他の身体障害者などでのケアにも応用されています。タクティールケアを受けた患者は，未熟児に限らず大人であってもオキシトシンレベルが上昇（オキシトシン：授乳などに関連するが，それ以外でも人間のストレス耐性を高めたり，コミュニケーション時に関与する分野の脳血流を増加させる働きがあるホルモ

ン)したりするなど，生理的に何らかの反応が出るという裏づけがあるそうです。

　やり方としては，もちろん，べたべた触ったり不自然にボディタッチをしましょうというわけではありません。患者が痛い・辛いといっている所があれば，そこにそっと「手を当てて」あげるということです。腹痛などの際には，当たり前のように触るかもしれませんね。デファンスや腹膜刺激症状を診るために医学的にも重要だからです。では頭痛ならどうでしょう？　腰痛の場合はどうですか？　医学的にみて触診があまり重要でない場合は，われわれは患部に触れることを疎かにする傾向にないでしょうか？

　私は内科から精神科に専門を変更したのですが，精神科では身体診察ということをほとんどしません。そのため，患者に触れるという機会がルーチンワークとしてあまりないのですが，医師患者関係があまり円滑に構築できないと感じている場合などは，甲状腺の診察などと称して，意識的に「手当て」のようなことを行うように心掛けています。

　二重盲検などできないので，全く個人の印象になってしまいますが，こうした一工夫で，その後の疎通が円滑になったこともよく経験しています。

　第3章(⇒39頁)では，患者に対しての共感技法について言語性のものをまとめましたが，非言語性のもののうちで，この「意識的な手当て」も戦略的に自由に使用できるようになっておくとよいかもしれません。本文で述べたclosed questionのデメリットが緩和される効果も侮れません。

　しかし男性医師の皆さんは，妙齢の女性患者に「意識的に」行うのは避けてください。こちらがそう思ってやっていなくても，性的な意味合いとして取られかねないこともあります。このご時世です。医師免許がいくらあっても足りないなんてことになるかもしれませんよ。

第5章

他医療機関からの
紹介患者の扱いには
注意しよう

診察に至る背景設定（患者）

患者は大野健史（仮名）さん 78 歳男性です。2 型糖尿病，高血圧，脂質異常症，メタボリック症候群でかかりつけクリニックに 10 年近くフォローアップされていました。今回は 1 週間ほど前の夕方，自宅で風呂に入っていたところ意識を失い，10 分程度で同居する妻に発見されて救急搬送され，心電図・頭部 CT を含めた精査を行い異常がないことが確認されたために入院せず帰宅しました。翌日かかりつけクリニック医師と相談したところ，軽い脳梗塞であった可能性や心疾患の可能性があるから，是非大きな病院で調べてもらうべきであること，そして不安なら是非，以降はそちらで診療継続してもらうべきだと言われたため，地域医療の中核の総合病院内科外来に紹介状を持って来院されました。妻が付き添っています。

紹介状内容

＃2 型糖尿病，高血圧，脂質異常症，メタボリック症候群
お世話になります。上記診断名により，□年○月×日より当院かかりつけの患者様です。

今回は×月△日，風呂場で倒れ，△総合病院に救急搬送され，精査が行われましたが，特に異常なしとのことで，入院せず帰宅となった経過がありました。上記コントロールが芳しくなく，脳心血管系の硬化も進行していることが予想されます。精査のうえできれば今後のフォローアップをよろしくお願いします。

〈検査結果の主な内容〉
BP：164/102，脈拍：68/分，Na：134 mEq/L，K：4.3 mEq/L，AST：76 IU/L，ALT：106 IU/L，随時血糖：264 mg/dL，HbA1c：8.9％（NGSP），T-CHO：308 mg/dL，LDL-CHO：184 mg/dL

〈処方内容〉
アマリール®1 mg 1T 1X 朝食後，ミカルディス®40 mg 1T 1X 夕食後
リピトール®5 mg 1T 1X 夕食後

> **診察に至る背景設定（医師）**
>
> 地方国立大学を卒業後，卒後4年目の28歳男性医師です。
> 500床程度の臨床研修指定病院に研修医として勤務し，研修終了後に同院にそのまま後期研修医として残り勤務を継続しています。これまで病棟管理が中心だった仕事に外来の診察業務が加わり，1人前の医師として認められたような気がして日々やりがいを感じています。将来的には内科医になることは決定していますが，サブスペシャリティはまだ決めかねています。

モデルケース

[医師]「次の方どうぞ。大野さんですね。はじめまして。医師の○○と申します。こんにちは」

[患者]「こんにちは。今日はよろしくお願いします」

[医師]「ええと，△△クリニックさんからの紹介ですね。紹介状は拝見しました。ええと，先日，お風呂場で倒れてしまったそうですね」

[患者]「ええ，そうなんです。気づいたら，家族に救急車を呼ばれてましてね。ははは，大げさになってしまったんですけどねえ」

—— 付き添った妻は，夫の発言を受け，我慢ならないとばかりに会話に割り込みます。

[患者の妻]「大げさだなんてそんな。だって倒れてたのよ!!…先生，ちょっとよろしいですか？ しゃべっても？ あの…自宅の風呂場で夫が倒れていてですね，そのときたまたまタオルを脱衣所に私が置きにきたからよかったものの，そうじゃなかったらずっとそのままだったかもしれないんです。完全に呼びかけにも反応しなくて。その後意識は戻ったんですけど10分くらいはおかしかったです。だから救急車を慌てて呼んで…」

[患者]「そんなにおかしくないよ。1～2分くらいだよ。ちょっとお風呂に入って

のぼせただけなんですよ，たまにあるんだから。救急車で運ばれた先でいろいろ検査してもらったんですけど，何もなかったんですよ。でもそれをね，普段かかっている先生に話したらね，こっちに紹介するって言われてねえ…」

[医師]「なるほど。そうだったんですね。それはびっくりされましたね。紹介状だともともとの疾患…糖尿病とか高血圧とか脂質異常症とかですかね，その状態もあまりよろしくないという記載があるのですが…」

[患者]「確かに薬はもらって飲んでるよ。でもさ，別に大したことないのよ…薬もそんなに量は多くは…」

[患者の妻]「もう!! ちょっと，またいいですか先生，この人自分が病気だって自覚が全然ないんですよ。倒れたのだって，そうした病気で血管が一時的に詰まったせいかもしれないって，かかりつけの先生が言ってたじゃないの!!…あの，先生，この人医者嫌いでね，やっと薬も最近毎日飲んでくれるようになったくらいなんですよね。でも検査なんかは全然してなくて…だから検査もお願いしたいし，できればねえ，何となく言いづらいんですがね，前の先生は…あんまりはっきりしない先生だったんですよ。何を聞いても，曖昧だったし。それでこんなことが起きたでしょう？だからこの際こちらにかかりつけを変えてもらえればと思ってね，私がお願いしたんです」

── 患者は，付き添いの妻の顔をちらりと見て不満そうに丸椅子に腰かけている。

[医師]「なるほど。そういう経緯だったんですね。それで…紹介状といっしょに検査データもいただいたので拝見しましたが…，全体的に悪い数値ですね。救急車で運ばれた病院の検査で，緊急性のある所見がなくて今回は不幸中の幸いっていうところでしょうかね？」

[患者]「そんなに悪いのかい先生，でもそんなに俺は体調は悪くないけどなあ」

[医師]「なるほど，確かに体調が悪くないのはいいことなんですが…大野さんがかかっている糖尿病や高血圧，脂質異常症は，進行して血管が詰まったり神経が傷んだりしないと，自覚症状なんかは感じないのが普通なんで

すよ。でもずっと異常な状態を放置しておくとですね，全身の血管が傷んでしまうんですよ。そのなかで脳や心臓とか，生命維持に重要な部分の血管が傷んでしまうと，脳梗塞とか心筋梗塞とか，生命に直接かかわってしまうような病気になるリスクが高くなるんですね…。ええと，こういった説明はこれまでお聞きになってませんか？」

[患者]「糖尿病を放置すると足が腐っちゃうよ…とかよく脅されたけどなあ。食事に気をつけないとダメだとも言われたけど，そういった説明は聞いてないと思うよ。なあ母さん？ 聞いたっけ？」

[患者の妻]「私も聞いてないと思います。初耳ですわ。ああ，この病院に来てよかったです。先生!! まだ娘が結婚したばかりでして，この人に孫の顔を見せてやりたいんですよ。ですからその，いろいろ上手く治してやってください」

[医師]「はあ，そうですね。なるべく善処したいとは思いますが…。それで今の薬ですけど，だいたい，**言われたとおりの量を飲んでますか？ それと最近増えた薬とかは？**」

[患者]「飲んでますよ。ほとんど。毎日飲まないと，妻がうるさいもの。薬はここ3年近く変わってないです」

—— 医師は，改めて患者の今の血糖，血圧，LDLコレステロールなどのコントロールが不良であるといわざるをえないことを説明します。食事や運動療法ももちろん必要であるが，少なくとも数年前から投薬調整をもう少し行うべきだったのではないかとも指摘します。患者・付き添いの妻は驚きます。

[医師]「…それで，これまで眼科にかかったことは？」

[患者]「ないです。別に目は悪くないですもの。でも，どうして眼科も通院しないといけないんですか？」

[医師]「いや，糖尿病を患うと，網膜症といってですね，最悪失明したりするような状態に至ることもあるんですよ。だから糖尿病の管理をするときには同時にケアをするのが常識なんですね」

[患者の妻]「いやあ，そんなこと全然言われたことなかったです」

―― 医師は，紹介状の記載内容とデータをもう一度確認し，憤懣やるかたないといった口調で語ります。

医師「ああ〜そうなんですね。しょうがないなあ。この先生は，専門じゃないのかなあ…，少なくとも血糖値のコントロールを今後する場合には，眼科にもかからないといけないんですよ。網膜症も無自覚に進行している場合もありますから。今日早速こちらの眼科に紹介しますから，今後受診していただきますね？　それから…血圧とかコレステロールも今飲んでいる薬の量だと足りない可能性が高そうですから，増やしましょうかね。今日こちらでもその前に詳しい検査をさせてもらっていいですか？」

患者「はい，是非よろしくお願いします。ええとあの，前の先生には言われなかったんですけど，だいぶ病気は進行してるってことですか？　それとも，今まで変な治療をされてたってことですか？」

医師「う〜ん，変な治療ってわけではないですよ。処方された薬の内容はあってますけどね，でも不十分な治療が長年続けられたことは事実なんじゃないですかねえ」

患者の妻「それじゃあ，今回倒れたのも，その不十分な治療が原因ということですか？」

医師「それはどうだかわからないですよ。そもそも今回のお風呂場の一件が血管系のダメージの蓄積によって起きたものかどうかもわからないわけですからね。それはともかく今後が大事だということですねえ」

―― 患者はとたんに不安そうな表情を浮かべる。それを受けて医師はフォローするように口を開く。

医師「まあ，でもあまりよい状態ではないことを伝えられなかったわけですから，少なくとも大野さんは悪くないし，これまではしょうがなかったですよね。これからしっかり薬を調整していきましょう。場合によっては脳や心臓の専門の先生にもご紹介することもあるかもしれません。それでは検査を進めながら必要な薬を調整していきましょう。今の内服の内容だけではコントロールが難しいので，今後お薬は少し種類が増えると

思いますよ」

[患者][患者の妻]「はい，先生よろしくお願いします。きちんと言われたとおりに飲みますので」

—— 医師は，患者とその妻に感謝され，いい気分です。今後同院がかかりつけ医になることが確認され，患者は帰宅しました。
　その2週間ほど後，今回のケースを担当した医師が，上司である診療部長に呼び出されます。

[診療部長]「**地域の医師会を通じて，紹介元のクリニックから当院にクレームが入った。せっかく患者を紹介したのに，そちらの医師からこれまで間違った治療をしたなどと散々家族に喧伝されたので，家族から訴訟も辞さないなどと言われて困っている，もう当院には患者は紹介しないし，今回の件について詳しく説明してほしい**」

との注意でした。

—— 担当医師は，今までの不十分な診療を棚にあげて，そのようなクレームをつけるクリニックの医師の態度に納得がいきませんが，診療部長に促される形でしぶしぶ先方にとりあえず電話連絡をすることになりました。

(((((((((((((((((((((((((((((())))))))))))))))))))))))))))))))

　いかがだったでしょうか？　紹介元・紹介先いずれの医師が医学的に適切であるのかはともかくとして，紹介先の医師の応対は，患者側の心情をいたずらに乱すだけで，あまり適切でないように思えます。

　現代の医療環境においては，他医療機関から紹介されてやってくるという患者数は医療機関の規模にかかわらずある一定数いるわけですが，どこの医療機関にも受診せずにやってくる，まっさらな初診患者とは少し扱い方を変えなければならない場合もあって，注意が必要なこともあるのです。

本章では意識して対処しないとトラブルのもとになりかねない，他医療機関からの紹介患者において注意すべき点・特別聴取しておいたほうがよいポイントを整理していきたいと思います。

他医療機関の診断・治療経過をむやみに批判しない

　紹介状を受けた医師の基本的な姿勢として，冷静に考えれば当然のことですが，ともすると忘れがちなので，まずは心掛けなければならないものを挙げます。

　長く臨床を行っていれば，他の医療機関で行われた治療経過を批判したくなるケースを幾度も経験しますし，実際このモデルケースのように患者の前でそれを批判してしまった経験を持つ皆さんもいるのではないでしょうか？

　かく言う私もお恥ずかしい話，これまで何度かあるのですが，表立って他医療機関・または医師個人を批判して，結果としてよかったと思える症例を全く経験していません。

　場合によってはモデルケースのように，後々社会的にきわめてストレスフルなトラブルを発生させるだけ，百害あって一利なしのような結果に至ることも多く，医療面接に禁忌事項を設定できるのであれば，間違いなくその筆頭に該当すべき振る舞いであるとすら思えます。

1）後医は名医，前医は善意

　紹介状をいただく立場ということは，その症例において後から客観的にみるチャンスを得ているということに他なりません。**後医は名医**という格言にも似た，有名な戒めの言葉が医療界にはありますが，臨床経験を積めば積むほどその含蓄の深さをひしひしと感じるわけです。

　これに本書が加筆するとすれば，**前医は善意**というフレーズです。

　実際このモデルケースのように，「知識がないなら診るなよ」などと思いたくな

るようなお粗末な経過を辿った末に，専門外来を受診する患者もいるかもしれません。

あるいはひょっとすると，その医療機関の営利のためだけに，「適当な」検査治療を行ったのではないかと疑念を抱かせるような経過を辿った患者が来院するかもしれません。

しかし，それでも紹介元の医師が，よかれと思って治療した結果なのだと思うようにしたほうが(少なくとも患者の前では)無難であり，医療コミュニケーション上は適切だということです。

現在の日本の医療制度においては，その専門性や医療知識においては，ピンからキリまでの医師がいることは自明なわけですが，故意に，あるいは悪意を持ってまで患者を悪くしようというひねくれた医師はいないはずです。

紹介状を受け取ったわれわれが，後方視的にみてひどい治療してるなと思う経過であったとしても，そこには悪意はないはずです。紹介を受けたわれわれは，そのことを念頭において患者を引き継ぐべきだということです。

でも，悪気はなかったとしても専門知識も持ち合わせていないのに，あるいは日々勉強もしてないのに，患者を適当に診察していること自体がダメなことじゃないの？　と思いたくなるでしょうか。

確かにその気持ちもよくわかるのですが，だからといって患者の前でこれまでの治療経過を非難しても，患者の立場に立てば，生産的な結果は何も生みません。

もし批判したいのであれば，患者を巻き込まずに，患者のいないところで，直接紹介した医師と医学的な議論を行うべきだということです。

直接当該医師と語らうことなく，専門知識のない患者に一方的にこれまでの治療経過に対してのネガティブな情報を陰口のように与えても，それは医療に値しません。**ただの自己満足にすぎないのです。**

モデルケースにおける担当医師は，おそらくは患者とその妻の言い回しから血糖や血圧のコントロールがつかなかった原因を前診療医師の知識不足や怠慢と判

断して，同医師に対して陰性感情が湧き，患者夫婦をあおるような言い方をしてしまったのだと思います。

　個人的には，診療情報提供書を一読して，これはちょっと丸投げだな，あるいはこれまでの診断治療の経過はおかしいのではないかなと思ったとしても，患者の前で前医療機関を批判しないようにするために「後医は名医，前医は善意」と呪文のように唱え，精神の平静を保つようにしています。

まずは患者側の認識を確認する
（先に医療者側の解釈・認識から語らない）

　まずこれまで受けてきた医療，サービスに対しての患者側の認識を確認します。さまざまな尋ね方があると思いますが，一例を挙げれば，

「（これまで，今，現在）あなたはどのような病状だと説明されていますか？」
「これまでの治療で，どの程度治っていると聞いていますか？」
「どんな検査や治療が今後必要だと言われていましたか？」

などの質問をして，これまでの医療についての認識度をまずはチェックします。

　これは，第1章（→1頁）で述べた，解釈モデルを聴取してそのギャップを埋めるということと類似した要素なのですが，少し異なる点としては，紹介元の医療機関で行われていた検査治療内容が加わっていることで，それまでの医療行為に対しての患者解釈が含まれて，より複雑化しているところでしょうか。
　解釈モデルの確認タイミングが診療の冒頭が望ましいと述べたのと同様に，このポイントについても，できれば紹介患者が来院した**初回の外来で確認しておきたい**項目です。
　そして，患者にこれまでの診療経過についての認識を語ってもらい，これを確認したうえで，紹介を受けた側は注意深く医学的な解釈を述べていくべきでしょう。

紹介患者には，純粋なサイエンスとしての見地からの医学とは相容れない解釈があある可能性があり，これを確認しないで一般論だけ述べると，患者側が混乱したり，その後の医師患者関係に対して悪影響を及ぼすこともあるかもしれないからです．

　最近はほとんどなくなりましたが，患者自身が疾患名を知らされていない状態でずっと診療が継続されているような場合(例えば，悪性腫瘍を明確に告知されていない場合など)には，前医療機関と，口裏合わせをしなければならないようなコミュニケーションを暫定的にとらなければならなくなるかもしれません．
　また客観的にみれば，疾病に対してコントロールがあまりよくない医学的な経過を辿っていたとしても，患者自身がそのことを聞かされていない場合には，率直なデータの解釈をこちらが伝えてしまうことで，その後の医師患者関係の構築が難しくなる原因となる場合もあるでしょう．
　前医療機関でもうあまり治る見込みがないと言われている場合と，この治療をすれば必ず治ると言われている場合では，紹介を受けたわれわれの今後の説明スタンスは自ずと異なるものになるでしょう．

　いずれにしても，われわれ紹介を受けた側の医師が頭ごなしに医学的な解釈を述べてしまった後では，患者はこれまでの治療経過に対しての自分なりの解釈や理解してきた内容を述べづらくなります．まずは患者にこれまでの治療経過への解釈を語ってもらい，どの程度理解しているのかを聴取することがとても重要だということです．

　モデルケースでは，患者側の解釈や理解について，この手順をふまずにデータのみをみて病勢の良し悪しを医学的な物差しのみで杓子定規的に即断してしまっています．データがあると，われわれは得意げにそれについての評価を下したい生き物であるわけですが，すぐにデータに飛びつくと，患者のこれまでの理解・解釈という重要な情報を得るチャンスを失ってしまう危険性が高いということを意識すべきでしょう．また，モデルケースのように後々の社会的なトラブルの火種となるリスクもあります．

患者は確かに医学的には素人ですから，その解釈や理解など取るに足らないものと思いがちですが，その患者と一緒に治療関係を構築していくのが，紹介を受けた医師の仕事であるわけです。重要でないはずがありません。

　また，この質問によって，間接的に患者(とその家族)の医療を理解する能力(ヘルスリテラシー)が推測できることも見逃せないメリットです。

患者は説明を理解していないのが普通かも？
　患者は気をつけて繰り返し説明しないと，われわれ医療者が思っている以上に自分がこれまでに受けてきた医療の経緯を理解していません。
　少し古典的ですが，有名な報告として，がん患者のインフォームドコンセント後，翌日に患者にインタビューをしてどの程度自身の病状について理解しているのかを調べた研究があります。これによると治療上の有害事象・副作用について翌日1つでも正確に覚えていた患者はわずか55％にすぎなかったという結果でした(Cassileth BR. 1980)。
　もちろん，がんという疾病の患者に絞っての結果であるため，どの疾病にも当てはまるものでもないわけですが，注視すべき結果といえます。これをふまえると，紹介されて来院した患者がこれまで受けてきた医療に対して全く理解が進んでいなかったとしても，あながち前医の説明不足が理由なだけではないこともわかると思います。
　つまりわれわれだって，上手く説明したつもりの患者を他医療機関に紹介すれば，紹介先の医師に同様なことを思われている可能性も十分あるということです(この点も前医を無下に批判してはならない根拠となります)。
　医師に対して行った，あるアンケート集計によれば，報告によって程度の差はあれ，自身の説明を患者に理解させたと自信を持つ医師の割合は70〜80％を超えるそうです。患者側を対象としたデータとだいぶ乖離していますよね。日々自戒する必要があるといえましょう。

1) ヘルスリテラシー

　日本の医療分野ではまだまだ馴染みが薄い語句かもしれませんが，患者が自身

の受けた医療について理解できる能力のことを**ヘルスリテラシー**と総称し，医療コミュニケーション学の分野のみならず医療経済学の分野などさまざまな視点で研究対象とされています。

このヘルスリテラシーはリテラシーという本来の語義と近い意味合いとしての**機能的リテラシー**（処方箋を読む能力や医学専門用語の知識とその理解力など）と**相互作用的リテラシー**（医師と対話することで自身の健康状態を聞き出せる，能動的に医療機関を活用できるなど患者からの自発的コミュニケーション能力）におおまかに分けられます。

特に紹介初診時には，こうしたヘルスリテラシーがどれほどあるのかということを確かめる質問を意識的にすることによって患者が，前医療機関をどの程度能動的に活用できていたのか（＝相互作用的ヘルスリテラシー）を推測することができます。

前医療機関での治療の理解が深まっていないと判断できれば，患者およびその家族のヘルスリテラシーが低い可能性があり，今後のフォローアップにより手間をかけないといけないことが予測できるわけです。ただし，モデルケースの医師が短絡的に考えたように，患者の理解不足＝前医療機関の説明不足という可能性も十分にあり，難しいところではあります。

個人的には，これらを鑑別するために，特に紹介を受けた患者および家族には，どのような説明を受けて，どう理解しているのかに加え，その説明を受けて個人的に疾病や治療について調べたことがあるのかなど，患者および家族の疾病理解への**能動性**も併せて尋ねるようにしています。能動性をある程度有しているのに，あまり理解していないのであればひょっとすると前医療機関での説明が不十分だった可能性があるかなという判断基準になります。

前医療機関での服薬・治療への アドヒアランスを必ず初回にチェックする

われわれ医師がきちんと説明して患者に処方しているつもりでも，実際にはそれほどアドヒアランスは保たれていないことは，さまざまな研究から明らかにさ

れています。

　アドヒアランスが保たれているという定義が各報告によって異なるため，単純な比較はできませんが，服薬率90％以上を保っている患者は6割弱しかいなかったという報告もあるほどで，少なくともわれわれ医師が思っているほど真面目に患者は服薬していないことは明らかであるようです。

　特にこのモデルケースのように自覚症状に乏しい疾病に対して長期的に薬を処方されていた患者が紹介されてきた場合には，実際にはどの程度内服していたのかを外来初回時に聴取しておくことは，われわれがその患者に対して処方する側になったことを考えても有用です。

　こちらが処方する側になってからアドヒアランスを訊ねても，飲んでいないことを咎められたくない心理が働き，実際よりも「きちんと飲んでいます」と言う可能性が高いことは容易に予想されますから，そういったバイアスのかからないチャンスというのは，紹介後初診時しかないともいえるわけです。

　個人的には「これまで出された薬は，実際にはどのくらい規則正しく飲んでました？」などと訊ね，曖昧に答えるようであれば「週に何回くらい服用しなかったのか」など具体的な目安を訊ねています。これは紹介を受けた初回であればすんなりと教えてくれます。逆に，「正確にきちんと忘れずに飲んでいます」と答える患者に対しては，内服に際しての患者なりの工夫を聴き，その信憑性を計るようにしています。きちんと内服している患者では，ほぼ必ず患者なりの服薬を規則正しく行う工夫があるのが普通です（例えば，薬箱を決められた場所に配置している，毎朝1日分だけ取り出してセットしている，カレンダータイプの薬入れがある，など）。

　毎日決められたとおりに内服するのは，そのくらい骨が折れる作業だということです。

　飲んでいると答えているにもかかわらず，あまり工夫が聴取されない患者においては，上記統計結果も鑑み，この患者は本当はアドヒアランスがよくないのかもしれないなと考えるようにしています。

　アドヒアランスを高める工夫や言い回し，説明方法については，とても重要で興味深い分野なので，第6章（→ 101頁）で詳述したいと思います。

本章の内容をふまえて行ったモデルケースを記載しますので，参考にしてください。

モデルケースに適応してみよう

診察に至る背景設定

患者は大野健史(仮名)さん78歳男性です。2型糖尿病，高血圧，脂質異常症，メタボリック症候群でかかりつけクリニックに10年近くフォローアップされていました。今回は1週間ほど前の夕方，自宅で風呂に入っていたところ意識を失い，10分程度で同居する妻に発見されて救急搬送され，心電図・頭部CTを含めた精査を行い異常がないことが確認されたために入院せずに帰宅しました。翌日かかりつけクリニック医師と相談したところ，軽い脳梗塞であった可能性や心疾患の可能性があるから，是非大きな病院で調べてもらうべきであること，そして不安なら是非，以降はそちらで診療継続してもらうべきだと言われたため，地域医療の中核の総合病院内科外来に紹介状を持って来院されました。妻が付き添っています。

(紹介状内容は冒頭のモデルケース参照⇒80頁)

[医師]「次の方どうぞ。大野さんですね。はじめまして。医師の○○と申します。こんにちは」

[患者]「こんにちは。今日はよろしくお願いします」

[医師]「ええと，△△クリニックさんからの紹介ですね。紹介状は拝見しました。ええと，先日，お風呂場で倒れてしまったそうですね」

[患者]「ええ，そうなんです。気づいたら，家族に救急車を呼ばれてましてね。ははは，大げさになってしまったんですけどねえ」

―― 付き添った妻は，夫の発言を受け，我慢ならないとばかりに会話に割り込みます。

[患者の妻]「大げさだなんてそんな。だって倒れてたのよ!!…先生，ちょっとよろしいですか？ しゃべっても？ あの…自宅の風呂場で夫が倒れていてですね，そのときたまたまタオルを脱衣所に私が置きにきたからよかったものの，そうじゃなかったらずっとそのままだったかもしれないんです。完全に呼びかけにも反応しなくて。その後意識は戻ったんですけど10分くらいはおかしかったです。だから救急車を慌てて呼んで…」

[患者]「そんなにおかしくないよ。1〜2分くらいだよ。ちょっとお風呂に入ってのぼせただけなんですよ，たまにあるんだから。救急車で運ばれた先でいろいろ検査してもらったんですけど，何もなかったんですよ。でもそれをね，普段かかっている先生に話したらね，こっちに紹介するって言われてねえ…」

[医師]「なるほど。そうだったんですね。それはびっくりされましたね。薬も何種類か処方されていますが，正直あまり飲んでないとか飲み忘れがちだったとか…そんなことってありました？」

[患者]「いやいや薬はもらってものはきちんと飲んでるよ。だってうちのやつがうるさいからさあ」

[医師]「そうですか。それはすごいですね。ちょっと忘れがちになる患者さんも多いのですけどね。具体的にいって，毎日服薬するために，何か工夫していることってありますか？」

[患者]「ええと，別にないけどさ，だいたい飲めるものでしょ？」

[患者の妻]「もう!! 嘘ばっかり。ちょっと，またいいですか先生，この人自分が病気だって自覚が全然ないんですよ。先生，この人医者嫌いでね，やっと薬も最近毎日飲んでくれるようになったくらいなんですよね。だからきちんと飲んでいるのは，ここ1か月くらいのことなんですよ」

[医師]「なるほど。前は不規則だったんですね」

[患者の妻]「そうなんですよ。そして検査なんかも全然受けてくれないし…だからなるべくしてなったのかもしれないんですよ，先生。それから…これは何となく言いづらいんですがね，前の先生は…あんまりはっきりしない先生だったんですよ。何を聞いても，曖昧だったし。それでこんなことが起きたでしょう？ だからこの際こちらにかかりつけを変えてもらえればと思ってね，私がお願いしたというのもあるんです」

──患者は，付き添いの妻の顔をちらりとみて不満そうに丸椅子に腰かけている。

[医師]「なるほど。薬は以前はそれほどでもなかったけど，最近はきちんと内服はしていた…でも倒れてしまった…そういう経緯だったんですね。それで…紹介状と一緒に検査データもいただいたので拝見しましたが…今までの経過や治療などについて，前の先生からはどのように聞いていますか？」

[患者]「う〜ん，血圧とか，血糖が高いって聞いてるねえ。今も少し高いみたいだって…」

[医師]「なるほどなるほど。脂質異常症…これはコレステロールが高いことですが，これについてはどうでしょう？」

[患者]「ああ，なんかコレステロールも高いって言ってましたよ。どれも食事とか運動とかの生活習慣を治せば元に戻るって…。結構，気をつけてはいるんだけどねえ」

[医師]「そうですか。なるほど，確かに正常値からみれば少し高めかもしれませんね。それで，今後どのようにして治療していくのかについては，何か言われてましたか？ 例えば薬を増やすとか，変えてみましょうとか？」

[患者]「いやあ，何も…なあ，母さん？」

[患者の妻]「はい，前の先生は，食事と運動に気をつけましょうねと毎回同じように言うばかりで，薬も判で押したようにずっと同じものを変えずにもらってました。あまりこうしようとかはなかったみたいです。私も数回しか主人と同席していないから，全部は把握してませんけど…」

[医師]「なるほど。わかりました。それでは，最近本だとかテレビだとか，インターネットとか，いろいろ調べる手段があったりしますが，何かご自身の状態を調べたりなどしたことって，これまでありましたか？」

[患者]「いやあ…。別に体の具合は悪くないからねえ，今回もたまたまちょっと倒れただけだし…。先生のところに通ってさ，言われた薬を飲んでただけだもの。こっちは素人だしさ，調べたってわからないし…」

[患者の妻]「そうねえ。高血圧とか，糖尿病ってなかなか治らないっていうのは聞い

　　　　てますけど…上手い治療ってあるものなんですか？　先生」

[医師]「そうですねえ。もしも今まで食事とか運動にそれなりに気をつけてきていても，血圧やコレステロール，血糖などが下がりきれていないのであれば，今内服しているお薬の量を増やしたほうがいいのかもしれませんねえ。コントロールが悪いままだとどうなるかとか…説明を受けたことはありますか？」

[患者]「なんか，足が腐ることがあるよって脅されたことならあるけど？」

[医師]「なるほど。そうですね。病気が進行すればそうなる人もいますが…基本的には，ずっと異常な状態を放置しておくとですね，全身の血管が傷んでしまうんですよ。そのなかで脳や心臓とか，生命維持に重要な部分の血管が傷んでしまうと，脳梗塞とか心筋梗塞とか，生命に直接かかわってしまうような病気になるリスクが高くなるんですね…」

[患者]「何だか怖いなあ。今何ともなくても将来なるかもしれないってことなのかい？」

[医師]「そうですね。現状をそのままにしておいても，大野さんが必ずそのような病気になるとは言えないのですが，よりコントロールしておくと，発症をさせづらくすることはできるかもしれないですね」

[患者の妻]「先生!!　じゃあ，よく効く薬を見繕ってあげてくださいよ。まだ娘が結婚したばかりでして，この人に孫の顔をみせてやりたいんですよ」

[医師]「わかりました。でもいきなり一度に薬を増やしても副作用が出るかもしれないので，徐々にしていきましょうね。あとは…そうそう，これまで眼科にかかったことは？」

[患者]「ないです。別に目は何ともないですから」

[医師]「いま調子がいいのはいいことですね。でも糖尿病を長く患うと，網膜症といって，失明の原因になる可能性もある状態を合併することがあるんですね。だから一度診てもらったほうがいいでしょうね」

[患者]「そうなんですか。じゃあ先生，紹介してください」

[医師]「わかりました。では，そういったことも含めて，検査を組み込みながらお薬も徐々に変えていきましょう」

患者 患者の妻 「はい，是非よろしくお願いします」

))

明日の医療面接のために

- 後医は名医，前医は善意
- まずは治療経過の患者解釈を確認してから。安易な医学的解釈の押し付けは厳禁
- 患者のヘルスリテラシーについても類推する努力を
- アドヒアランスの類推も紹介初診時にしておくと効果的

コラム5 紹介された患者を断りたいときにはどうしよう

　勤務している医療圏の特性によっては，紹介患者＝絶対にお断りできない患者という位置づけでしか処理できない皆さんもおられるかもしれません。そういった場合は逆に迷いがなくなってよいかもしれませんが，複数の受け入れ先医療機関がある医療圏で医師をしている場合（大都市圏など）には，できれば引き受けたくない患者をどのようにしてあきらめてもらうか，上手い方法がありはしないかと考えることがあるかもしれません。

　受け入れたくない理由としては，患者の病状やこれまでの治療経過，合併症の有無，社会的背景，パーソナリティの偏りが明らか，訴訟リスクが明らか…などなど，さまざまにあると思います。

　あまりにケースバイケースすぎる話であるので，こうすれば，円満に引き受けたくない患者を断れるという方法はないのですが，逆にどの受け入れたくない理由であっても，われわれが患者にとってはいけない共通の態度として挙げられるのは，「受け入れない前提で話を進める」ということです。

　医師が診察する前段階（ソーシャルワーカーや事務受付レベルなど）でお断りできる場合は，われわれは患者と実際に応対しないわけですから，話はまた別になるのですが，受け入れをできればお断りしたい患者を一度でも診察しなければならない場合に，診察冒頭から「当院では受け入れお断り」的な態度表明をして診察を進めると，患者・患者家族と感情的な行き違いを生じやすく，トラブルにつながりやすいのです。

　受け入れをお断りできる明確な理由があったとしても，すぐにこちらの手の内を明かさず，まずは通常の医療面接と同様に患者を処遇することが重要です。

　すなわち，患者のこれまでの経過をある一定時間拝聴し，共感もし，患者の立場にいったん立っていますよという態度表明をするわけです。それをふまえたうえで，でも「当院では○○の理由で残念ながらお引き受けしかねるんです」

と切り出すわけです。受け入れを断るのだから，通常の医療面接のようなことを行うのは面倒でしょうか？　しかし逆説的ですが，かえってこうした手続きをふんだほうがトラブル少なくお断りでき，かつ面接の時間も少なくてすむ可能性すらあると個人的な経験としては感じています。

　まだ経験が浅かった頃は，受け入れが難しいのであれば，すぐに患者(家族)にいってあげたほうがいいだろうという考えもあって，診察冒頭に○○の理由があるから，ちょっと当院では受け入れかねるかもしれませんが…と前置きしてから医療面接に応じていました。そうすると，どうしてもその後の面接では医師患者関係の構築が上手くいきませんし，その後どんなに医学的に正当な理由を述べても「どうせ私を受け入れたくないからこの医者はこんなことを言っているのだ」と患者・患者家族から疑われがちで，結果，受け入れができないことを納得してもらえなかったり，感情的な行き違いがひどくなることが多いと感じています。

　どの医療面接のシチュエーションでもそうですが，患者はわれわれをこの医師は信用できるのかどうか，自分のことを親身になってくれているかどうかということを常に真剣に，診察の冒頭から値ぶみしています。そして，そうでないと判断した医師の言うことにはなかなか従ってくれないものです。患者の受け入れをお断りするという難易度の高いミッションを円滑に進めるためには，むしろ通常の医療面接以上に患者の信頼をまずは短時間で勝ち得ることが必要条件といえるかもしれません。

第6章

再診を円滑に進めるために

> **診察に至る背景設定(患者)**
>
> 患者は75歳男性，渡辺明(仮名)さんです．定年退職後元の職場に再任用され5年ほど働きましたが，それも定年となり，現在は年金などを受けて妻と2人で暮らしています．
> 会社勤めをしていた際には，特に異常は指摘されていませんでしたが，たまたま訪れた家電量販店の家庭用血圧計のコーナーでモニターしたところ，血圧が異常値を計測したため，即日血圧計を購入，その後1か月以上自宅で血圧を計測していますが，いずれも高値を示すため，無床の内科クリニックを受診しました．初診時から本態性高血圧症と診断され，アムロジピン5mg 1Tの1日1回内服の処方を受け，1か月ごとの診察を受けています．

> **診察に至る背景設定(医師)**
>
> 私立大学を卒業後7年目の33歳女性医師です．市中病院にて研修を行った後，大学に戻って，内分泌内科を専攻．現在は，そのまま大学院に在籍し，日々マウスと格闘しながら基礎研究をしています．収入源を確保する意味合いと，臨床スキルを鈍らせないために，1週間に2日ほど，無床内科クリニックにて非常勤医師として外来勤務をしています．
> 外来は自身の専門外のことも診察しなければならないため，緊張することもありますが臨床医に戻れるよい機会だと思っています．

モデルケース

[医師]「渡辺さんどうぞ．お久しぶりです．お掛けください．どうですか最近の調子は？」

[患者]「はい，そんなに変化はないですね．体調もいいんですけど．血圧が…こんな感じですね」

―― 患者は血圧手帳をおもむろに差し出す。血圧は130台のこともあるがほぼ150台後半～160台を推移している。

医師「そうですか。以前よりも少し高くなってますねえ。こちらで処方しているお薬は飲んでいますか？」

患者「はい，だいたい飲んでいますけど，たまに忘れてしまいますねえ」

医師「たまにというと…1週間でどのくらいですか？」

患者「ええと，1週間に2回はないと思うんですが…すいません」

―― 医師は処方は次回受診日までの錠数を毎回きちんと処方している。最近患者の外来の受診間隔が間延びしてきているため，おそらくは申し出よりもアドヒアランスは悪いのではないかと判断している。

医師「そうですか。毎日飲むのはなかなかしんどいですよね。今は朝食後に処方してますけど，それでは飲みづらいですか？　初めて処方するときには，朝が一番忘れないとおっしゃった気がしますが？」

患者「そうですねえ。出してもらうときは，確か朝って言いましたけど，最近たまに朝飯を食べないときもあるので忘れることもあるんですよね」

医師「なるほど，そうだったんですね。それじゃあ飲みづらいですね。今，渡辺さんに処方している薬なんですが，一応朝食後となっていますが，別に食後にこだわらなくてもいい薬なんですよね。何か食べ物が入っていないと，胃腸が荒れてしまうってこともありませんし…例えば，朝飲み忘れても昼飲んでも構わないんですよ」

患者「そうなんですね。でも，もし，夕方まで忘れてしまって，夕方とか寝る前に飲むとしますよね。その後，翌日にはまた朝飲んでも大丈夫なんですか？　なんか薬と薬の間隔が短くても不安なんですが」

医師「なるほど，間隔が短いと確かに不安になりますよね。でも，今処方している薬は2錠までなら一度に飲んでもいい薬なんですね。それをふまえれば，前日の夜，そして翌日の朝に飲むなど多少間隔が短くなっても特に問題はないと思いますよ。血圧が低い場合は問題となることもあるか

モデルケース

もしれませんが，渡辺さんの場合は，まだ血圧が高いわけですし，あまり1錠で血圧の低下が図れない場合は，今後，2錠まで増やそうと思ったくらいなので」

[患者]「そうですか。わかりました。じゃあこれから，きっちりと1日1回飲もうと思います」

―― 医師はこれまでのカルテ記載に目を通す。過去にも今後のアドヒアランス不良を示唆するような記載あり。

[医師]「ところで…渡辺さんは当てはまるかどうかわからないんですけど，患者さんのなかには，せっかく始めたお薬を，飲まなくても体調が変わらないという理由で，止めたりする方もいますが，渡辺さんもそのようなところってありますか？」

[患者]「はあ，まあ…そうですねえ，ひょっとすると私も当てはまるところがあるかもしれません。薬を飲んで初めは血圧も下がるし順調だなって思ったんですけど，最近は別に飲まなくても体調にはそんなに変化はありませんでしたし…」

[医師]「なるほど，そう思いますよねえ。これはおさらいですけど，血圧自体では，よほど高い，低いなどない限りは自覚症状として感じることはまずないんです。それでも高い血圧をコントロールしたほうがいいといわれている理由はですね，高血圧が持続している人をずっと観察していくと，脳卒中とか心筋梗塞とか，そういった血管が傷んだ結果起きる致死的な病気のリスクがずっと増えるからなんですよ。これは日々の調子などで自覚できるものではないので…実際に服用する患者さんからすれば，なかなか難しいところなんですが」

―― 患者は相槌を打ちながらもばつが悪そうに医師の話を聞いています。

[医師]「…ですから，血圧の薬は処方どおり，毎日続けたほうがいいということですね。私も処方している立場としても，渡辺さんに薬を飲んでもらえたら，嬉しく思いますよ」

[患者]「そうですね。すいません。前にも言われましたね。考えてみれば，少し薬を飲むのがおろそかになりがちだったかもしれません。これからはきちんと飲みます」

[医師]「そうですね，後は規則正しい服薬だけですよ。それから…血圧手帳なんですが，たまに抜けはありますけど，ほとんど毎日よく記載していただいてますね。これはとてもよいことだと思いますよ。途中で止めてしまう人も多いですから。なかなかできないことですよ」

[患者]「はははは，ただ，書き殴っているだけですから。もともと会社で保守点検の仕事してましたから，そういう毎日記録するのとかは，性にあっているのかなあ。大したことじゃありません。それじゃあ先生，また来月よろしくお願いします」

[医師]「はい。それでは。また来月。お大事にどうぞ」

((

　いかがだったでしょうか？　本態性高血圧に対して降圧薬を維持投薬している患者の症例です。
　このモデルケースのような「アドヒアランスが多少悪くても，こちらの指導をきちんと聞いていくれる患者ばかりであればいいのに!!　実際にはこんな風にうまくいかないよ」と思う皆さんも多いのではないでしょうか？

　現代の医療においては，自覚症状のない患者に将来のリスク低減のために服薬継続を勧める機会が，特に再診外来において増加しています。
　もっと極端にいえば，再診外来の役割自体が，術後経過の観察や処置などの特殊なものを除けば，自覚症状のない患者の内服・投薬をいかにして維持管理するか？　という側面が強いともいえると思います。
　これを鑑みれば，**外来担当医の力量は，患者のアドヒアランスを維持させるための引き出しをどれほど持っているのかということで決定される**といっても過言ではないのかもしれません。

「こちらが説明したのに患者が服薬しないんだからしょうがない」と患者のせいにするのは簡単ですが，医師の説明の仕方次第で，患者の服薬アドヒアランスの向上が図れる可能性があるのです．実は，モデルケースではアドヒアランスを保つために有効なスキル・テクニックのいくつかを使用しています．先だって，こんなに物わかりのいい患者であれば苦労しないと記載しましたが，モデルケースの患者は，医師がスキルを駆使することによって意識的に誘導していたからこそ患者は「物わかりよく」なっていたのです．

皆さんは具体的にはいくつのスキルに気づいたでしょうか？

患者が認知の歪みが強い，パーソナリティの偏りがある，認知機能の問題がある…などの応用例については第10(⇒ 185頁)，11章(⇒ 203頁)でまとめるとして，本章では一般的な再診外来で気をつけておくべきテクニックや，知っておくと患者のアドヒアランス向上に寄与するスキル・テクニックについて整理していきたいと思います．

これはアドヒアランス要注意だなと感じたら…

医師という立場のおもむくままに患者と接すれば，アドヒアランス不良であったり，日常生活上の問題点があれば，それらをあげつらって患者を叱ることは簡単ですが，結局そうした指導方法一辺倒だと患者の行動変容には至りづらいことが行動療法やコーチング理論などの研究結果からわかっています．

忙しい再診をこなしていくごとに，毎度毎度こちらが指導した内容を理解せず，同じような生活習慣，検査データ，服薬習慣を繰り返す患者に対しては，ついイライラが募るものですが，そうした患者群にこそわれわれの再診外来においては，スキルを意識した内容に改める必要があるのです．

患者のアドヒアランスをチェックするために

　薬剤師などの間では，RIM model を用いて患者にアプローチをするなどの方法論が唱えられています。

　RIM とはすなわち，

- R (Recognize)：アドヒアランス不良だということを認識する
- I (Identify)：アドヒアランス不良の原因が何なのか同定する
- M (Manage)：アドヒアランス不良の原因に基づいて，対処指導する

ということなのですが，何も特別なことをいっているわけではありませんよね。

　患者が薬を忘れがちであること，そしてそれがどの程度の頻度であるのか…などを正直に教えてくれる場合とそうでない場合がありますが，残念なことに，患者は医師には正直に語ることが少ない（薬剤師や看護師などのコメディカルの方に正直に語ることのほうが多い）という研究結果が大勢を占めているようですから，よほどアドヒアランスを知りたい場合には，当該薬局に事前にそれとなく患者のアドヒアランスを確認するように要請するのも一つの方法かもしれません。
　しかし，毎度そのようなことをするのは現実的ではありません。

　われわれ医師が，患者のアドヒアランス不良を認識する際，現実的にできるとするなら，

- 患者の家族や同居者から情報を得る（しばしな不完全な情報ですが）
- 処方薬剤数と再診外来間隔の不一致を確認（モデルケースはこのパターンでした）
- 採血データから確認（特殊な薬剤に限る）　→ 注1

が代表的な認識方法でしょうか？

ステロイド内服における，白血球分画の好酸球低下の程度であったり，血中濃度が測れる薬剤（ジギタリスやテオフィリン，抗てんかん薬など）での薬剤血中濃度の高低，アルコール依存症患者のγ-GTPや喫煙外来での一酸化炭素呼気濃度もアドヒアランスを確認するという意味合いからは同意義でしょう。

　このような方法で上手く患者のアドヒアランス不良を認識したとしても，何かしらの工夫をしないと，医師患者関係そのものを壊すリスクもはらんでいるので注意が必要です。

3 アドヒアランスが不良な患者の指導方法

1）行うべからず

- 患者の服薬アドヒアランスを，頭ごなしに疑ってかかる，または否定する
- 疑った根拠を明示して，問い詰める

　まずは，やってはいけない「べからず集」から記載しました。
　これを行うと医師患者関係が崩れるリスクが高まりますし，コミュニケーション上の禁忌に近いやり取りにあたりますから要注意です。

　われわれ医師は探偵でも刑事でもありません。上記に述べたアドヒアランス不良を疑わせる客観的な証拠があったとしても，これを突きつけて，患者が「服薬をきちんとしています」という申告との矛盾を指摘しても何の効果も生みません。
　特に採血で客観的な証拠が出ると，ついつい証拠をあげつらって問い詰めたくなるのですが，これを繰り返すと採血自体を拒否したり，外来そのものに受診しなくなってしまうという，服薬のみならず受療行動自体にまでアドヒアランス低下が波及する可能性があります。われわれがよかれと思って指導したにもかかわらず，医原性にさらに状況を悪くする可能性があるわけです。
　そのような場合は，客観的なアドヒアランス不良の証拠については，われわれ

の心の片隅に留めておきつつ，患者自身に薬剤内服遵守の重要性を再度気づかせるように教育していくという配慮が求められることになります。
　具体的にはどのようにやんわりと指摘すればよいのでしょうか？

具体的な言い回しテクニック
- こういうデータが出てるときには，薬を飲み忘れてしまっているような患者さんも多いんだけど，○○さんはどうですか？
- 体の調子が悪くないと，薬って忘れがちになることも多いけど，○○さんはどうですか？
- 薬を始めてから(××期間)くらいになると，皆さん薬を忘れがちになるものなんですけど，○○さんはどうですか？

　共通点を挙げれば，前置きの一般論をまず述べて，当てはまるかどうかはわからないけど，あなたはどうですかね？　とやんわり伝えていることでしょうか。
　前置きの一般論については，必ずしも正確な事実である必要はありません。上記の言い回し例で述べれば，「薬を始めてから，半年で患者のアドヒアランスが低下する」などという具体的なデータなど別になくてもいいのです。あくまであなただけ悪いわけではないよ，結構皆さん忘れることもあるんですよ，だから注意しましょうね，という意味合いを伝えるよう機能すればよいわけです。前述したように，証拠を必要以上に突きつけて患者を追い詰めても何もよいことはないわけですから，このような言い回しで**多少の心理的な逃げ道を作ってあげる**ことも有用なのではないかと思われます。

　モデルケースの医師は，患者が診察冒頭から部分的ではあれ，アドヒアランス不良を自分から申し出ているため，上記スキルの運用例には完全には当てはまらないかもしれませんが，アドヒアランス不良の患者を頭ごなしに否定しない態度については理想的といえます。
　また患者のアドヒアランス不良の原因となっている薬剤内服の必要性を再教育する際に，上記に述べた言い回しスキルを使用し，なるべく患者心証を害さないように配慮して薬剤内服遵守の重要性を再教育しています。
　一般的に医師は患者を指導する際，その医学的知識や経験に基づいて，上から

目線でアドヒアランス不良の原因を決めつけてしまう傾向にあり，これが医師患者関係を損ねる原因の一つになることも多いのです。しかし，前頁に示した言い回しを応用すると，「決めつけのニュアンス」をだいぶ緩和させる効果もあって，応用範囲が広いテクニックといえます。

2) 終わりよければすべてよし～ピークエンドの法則～

われわれ医師が患者に同じ内容を指導・伝達したと仮定した場合，褒めた（評価した）後に指導するよりも，叱った（指導した）後に褒めて（評価して）診察を終えるようにしたほうが，心理学的には患者の再診外来に対しての心証はよくなるようです。

ピークエンドの法則（Kahnemann D, et al. 1999）と行動心理学で名づけられている心理学的効果があります。これによれば，人間は，体験した出来事を振り返って判断する場合，その出来事のうちで，最もよかったこと（あるいは最悪なこと）と**出来事の最後の印象**を元にして判断するということです。しかし，ピークエンドの法則などという小難しい言い回しでなくとも，古くから日本では「終わりよければすべてよし」という言い回しがありますから，われわれ日本の文化圏においても，古来から日々よく実感されていることなのではないでしょうか？

これを医療面接に応用すれば，「指導後の再診外来は意識的に褒めて終了する」ことをテクニックとして使用することです。つまり，患者にとって耳に障ることを指導しても，最後に意識的に褒めて（評価して）外来を終了するようにすれば，患者の気分も害しづらいですし，医師としても指導したいことをしっかりと述べることができ，結果として通院や服薬のアドヒアランスも高まるのではないかと考えています。

3) 褒めるのは易しい～叱るのは難しい～

医師として患者を指導する，あるいは患者の意にそぐわないことを言わなければならないことは日常診療でかなりの頻度であるわけです。指導するにしても前述したような配慮はなされてしかるべきですが，たとえ配慮しても，こちらが伝

えたいことを言いっぱなしにして再診を終了すると，一抹の後味の悪さが残るものです。しかし，そうした指導後は，診察の最後に患者を意識的に褒めてみてください。

　おそらくその患者は気分よく外来から帰宅することができるはずですし，患者の承認欲求も一定水準は満たされます。結果としてわれわれ医師の指導内容についても「もっともだ」と歩み寄ってくれ，服薬や治療のアドヒアランスが高まることが期待できます。医師は患者を指導する立場にあるということにこだわりすぎると，ついつい患者を叱る(指導する)ことを無意識のうちに選択してしまうわけですが，医師患者関係を保つように配慮してという条件を付けると，叱るほうが遥かに難易度が高いことをもっと自覚すべきでしょう。

　勘違いしないでいただきたいのですが，「無条件にお世辞や追従を言いましょう」ということではありません。日々の生活で患者なりに努力したこと，できたことを挙げるだけでいいのです。「何も褒めることがないのですが」という患者もなかには存在するかもしれません。が，そのような場合でも患者は皆さんの再診外来に少なくとも「来てくれて」います。その努力を診察の最後にねぎらうだけでも皆さんの再診外来の印象が異なるはずです。

4) ピークエンドのコツ

　個人的には，再診時に，患者が日々の生活において「よかったこと」「褒めてほしい(と思っていると予想される)こと」を言い出したとしても，その際は，「なるほど」「そういうことをしたんですね」程度の相槌で適宜流しておき，すぐには褒めずに意識的にとっておくようにしています。

　そして，われわれが指導する段階になったら，患者の耳に障るような内容の諸注意を簡潔に述べてきっちりと指導します。そして，叱りっぱなしにしないように，外来の最後に，「そういえばさっき(患者さんが)言っていた○○ですけど，それは病気にとってはとてもいいことですよ。よく頑張りましたね～」などと褒めて終えています。今風に言えば，ちょっとしたツンデレ(？)のような経過でしょうか。

　自分が患者になったと想像してみてください。同じ内容を指導されるとして

も，外来の最後に小言を言われて帰宅するよりも印象がよく，次回外来へのモチベーションが上がると思いませんか？

　面倒だなと感じられるかもしれませんが，慣れればそれほど手間ではありませんし，患者も医師も気分よく再診を終われるので，お勧めです。参考にしていただければ幸いです。

　モデルケースの医師も，この流れを意識的に，スキルとして活用しています。

　血圧手帳を患者から冒頭で提示されていますが，その際には医師側からその評価については何も伝えていません。その後患者のアドヒアランスが悪いことをやんわりと指導・注意してから，外来の最後になって初めて連日手帳をつけていること，外来に持参してくれたことを評価し，わざわざ外来の終わりに褒めています。こうすることでお互い気分よく外来を終えることができますし，かといって医師も指導すべきことはしっかりと指導できているという，医学的にも望ましい状態が保たれているのです。

5）IメッセージとYOUメッセージ

　前述のテクニック同様，患者の気分を害さずに指導する方法として広く用いられているものに，YOUメッセージの指導をできるだけIメッセージに変換してみるというものがあります。

　YOUメッセージとは，われわれが意識しなくても患者に言いがちなもので，例えば
「（あなたは）この薬を飲んだほうがいいですよ」
「（あなたは）ちょっとでも運動したほうがいいですよ」
などなど，あなたと実際に口に出さなくても，会話の対象者（医療面接上は患者）を主語とした内容のものです。なんとなく，断定的な響きですし，いくら口調などの周辺言語に気をつけたとしても上から物を言う感じ，決めつけてしまう感じが常について回ります。

　対してIメッセージとは，自分（医療面接上は医師などの医療者）を主語にした

言い方のことです。上記例をIメッセージで言い換えれば
「(私は)○○さんにこの薬を飲んでもらえると,嬉しく思いますよ」
「ちょっとでも運動してもらえたら,(私は)主治医冥利につきるのですが」
といったところでしょうか。この言い方は,患者が起こす(あるいはこれから起こしてほしい)アクションに対しての医療者の感想・思いを表明する言い回しなので,医療者としての思いも,温かみを持って伝わりやすいのです。

　また,私(医療者)が主語であってあなた(患者)が主語ではないので,断定された,評価された…などという患者の反発心をあおるリスクもない言い回しといえます。

　医療面接においては,医師が患者に指導する機会は多いわけですが,意識的にYOUメッセージをIメッセージに変換して指導のことばを述べることを心掛けると,患者のアドヒアランス向上の一助となると思われます。

　モデルケースでも,アドヒアランスが悪い患者に対して,一般的な医学的な側面としての服薬の重要性を説明した後,「だから渡辺さんも飲んでくださいね」(YOUメッセージ)という言い回しを回避し,意識的にIメッセージに変換して「私も処方している立場として,渡辺さんに薬を飲んでもらえたら,嬉しく思いますよ」などと言い換えるテクニックを使用しています。

　このスキルも慣れるまでは多少時間がかかるのですが,上手く使いこなせるようになったら,ちょっと強く指導しすぎたかな？　と思ったときに,最後に意識的にIメッセージを付け加えて,患者心情をフォロー目的で活用できるなど応用範囲が広いテクニックなのです。

4　生活指導や内服を開始・維持させるための応答獲得方略

　心理学においては,こちらが働きかけて,誰かに何かを承諾させることを説得的コミュニケーションといい,そのなかで承諾させるように働きかける影響手段を応答獲得方略と呼びます。

誰かに物を売ったり，契約を取ったりするような職種では，こうした心理学的な教養は常識となっており，学術的な応答獲得方略を，日々実践応用しています。

　黙っていたらいつまでたっても購買意欲のない人は，「お客」にはなりませんから，必死なわけですね。あまりその性根は真似したくないかもしれませんが，誰かを説得して，承諾させるテクニックは，医療〜特に患者のアドヒアランスを高めること〜にも応用可能で，実際に取り入れてみると上手くいくケースも多いのです。

お薬出しておきますね，だけでは患者は内服してくれません

　モデルケースのような無症候性の本態性高血圧患者を例に挙げて考えてみましょう。患者としては，日々痛くもかゆくもないので，積極的に投薬を内服しようなどという気持ちは持ち合わせていないのが普通です。むしろ，服薬などしないにこしたことはないと思うのが人情だと思います。こうした患者に対して降圧薬を規則正しく内服させることは，実はセールスマンが買う気のない人を説得して商品を売り込んでいくという関係性に心理学的には非常に似ているのです。もちろん，患者に内服させたからといって，セールスマンの歩合給がアップするようにわれわれの報酬が増えることなどないわけで，あくまで関係性の話です。「患者に薬剤を処方する」ということは，実はモノの売り買いの際に勝るとも劣らない真剣勝負の場だともいえるのです。

　もちろん白衣を着た医師は社会的信頼性が高いというユニフォーム効果〔第8章（⇒147頁）参照〕がありますし，恐怖喚起メッセージ効果といって，説得に応じないと自身の健康が害されてしまうかもしれないという潜在的心理も働きますから，何のテクニックも使わなくても，ある程度の成功は望めます。

　しかし，商品は一度売ってしまえばよいとしても，われわれ医師は，毎回の外来でこれを維持しなければならないわけです。やはり意識的に一工夫しないとアドヒアランスが高まらないのは当然といえるのではないでしょうか？

　長年外来を経験している医師は誰でも，このアドヒアランス向上・維持について苦労しているとともに，何かしらのコツを持っていることが多いです。
　そしてそのコツは心理学的な応答獲得方略のいずれかに当てはまることが多い

ようです。

　前置きが長くなりました。もちろんどんなテクニックを使うにしても医師患者関係を良好に保つようにすることが前提条件なのですが，事前に知識として知っておいて，意識的に使用できるようになっておけば，患者のアドヒアランスが向上する確率が上がると思います。主には段階的要請法，譲歩的要請法，承諾先取り法，二者択一誘導法の4つの方略がありますので，下記に解説します。

1）段階的要請法

　難易度の低い要請を最初に提示して承諾させてから，本来の目的とする要請を提示して承諾させる方法です。心理学的な機序としては，最初の承諾によって，自己知覚が変化しそれに適応するように無意識に次の行動を取る傾向があるからではないかといわれています。

　平たくいえば，取るに足らないことを頼んでそれに応じてもらい，その後本命の頼みごとを承諾してもらうように仕向けるといったところでしょうか？

　再診外来での一例を挙げれば，毎日の運動療法がなかなか軌道に乗らない患者に対して，まずはじめに，1週間に10分だけ散歩をしてもらうという要請を承認してもらい，その後にその時間を30分，1時間と増やし，それが軌道に乗ったら週2日，週3日と増やすよう提案するようなものです。減量効果やインスリン抵抗性の改善などを鑑みれば，「週に最低でも2〜3日は1時間程度運動してもらいたい（＝本命の要請）」を軌道に乗せるために，まずは，ハードルの低い要請を患者に課して，段階をふんでハードルを上げていくわけです。医学的にみて効果的な運動習慣をつけるのが理想であることには誰も異論はないのですが，それを延々押し付けて，実際には1分も運動しないのであれば，われわれの指導は絵に描いた餅にすぎなくなってしまいます。

　この段階的要請法は，俗に foot in the door technique とも呼ばれるものです。まずは訪問先のドアから玄関に一歩入るのを認めてもらい，以降徐々にその要求内容を上げていくような様子から名づけられています。

2) 譲歩的要請法

　上記の段階的要請法とは真逆のアプローチ法です。誰もが拒否する，あるいは実現しかねると思うようなおとりの要請をあえて述べてから，それを取り下げた後，本命の要請を提示して承諾させる方法です。心理学的には一度取り下げた（譲歩した）ことにより，自分も譲歩しないと悪いのではないか（これを譲歩の返報性と呼びます）と相手に思わせることで，本命の要請を承諾する確率を上げるわけです。

　再診外来での一例を挙げれば，1剤でも服薬したくないと渋る患者に対して，今の身体状態からすれば，「4～5種類は内服しないといけない」とあえて提示 or 「毎日点滴のために通院しなければならない」とあえて提示してから，それを取り下げ（渋々取り下げたようにみせ），それでは，1種類だけ，この薬だけでよいので毎日内服してください，などと要請するようなことです。これは，door in the face technique といわれることもあります。

　馬鹿正直に考えれば，はじめに大げさに患者に吹っ掛けるようなことを言うこと自体が後ろめたくて気が引けると考える方もいるかもしれません。確かに好みの問題もあるのですが，個人的な考えとしては，何の工夫もない説明をしてアドヒアランスが不良な結果を招いておいて，「患者の物わかりが悪いからだ」と一方的に責任回避するよりは，よほど患者のためになっているのではないかと思うのですが，どうでしょうか？

3) 承諾先取り法

　まずは，最初に好条件を提示して，いったん要請を承諾させた後，何かしらの理由をつけてその条件を手を変え品を変え徐々に取り下げていくというものです。人はいったん承諾すると，そのアクションを心理的に取り消しづらいため，成立する方略です。

　Low ball technique（はじめに取りやすいボールを投げておくテクニック）とも呼ばれるこの方法は，上記2つのものと比較して，医療には応用がききづらい（最初の好条件というところがなかなか医療では難しいため）のですが，一応記載

しておきます。

4）二者択一誘導法

　医学的にみて，検査や治療が必要なのにもかかわらず，それに同意自体をしかねる患者に特に有効な方法です。内服開始を渋るシチュエーションを具体例として挙げてみるなら，「あなたは医学的には内服が必要な状態なのですが，○○と××どちらの内服がいいですかね？」と二者択一の選択肢を迫り，どちらかを選ばせて結局服薬を促すようなやり方のことです。

　この方法を提示する以前の患者は，「内服をするかしないか」という二者択一で渋っていたわけですが，この方略を使用することで，内服をしないという選択肢を考えづらくなり，結果として（どちらか一方の）薬剤内服という選択肢に納得する可能性が高くなります。

　個人的にはこの方略をさらに自然に提示するために，二者択一の選択肢そのものに優劣をつけてしまうようにしています。

例）今の状態としては内服を継続しないといけないのは間違いないのですが…
　　1日1回でよい内服薬Aと，1日2〜3回飲まないといけない内服薬Bとどちらがいいでしょうかね？

　このように選択肢自体に優劣をつけると，患者としては，選択肢を挙げられること自体を気にするよりも「飲むんだったら，どっちが得だろう？…だったら1日1回のほうがいいや」などと選択肢の吟味に集中するようになり，より二者択一を提示するという不自然さが緩和されます。

　またこの方略は，患者自身が能動的に選択しているという流れがありますから，心理的な見地からみれば，その後の治療参画やアドヒアランスが向上する可能性があるといえます。

　この方略は（治療的）ダブルバインド法などと別称されることがありますが，心理学上のダブルバインドの本来の語義とやや異なるため，本書では二者択一誘導法と名づけてみました。

患者の話を上手く中断するテクニックとは？

　忙しい日常臨床で，特に再診外来とは**時間との戦い**と言っても過言ではありません。

　どこかの国の医療制度のように，ドクターフィーが確立されていて，1時間に1～2人程度患者を診察すれば，十分お仕事が成り立ちますという状況にはありません。

　もちろん診療科によって異なるかもしれませんが，日本の保険医療制度に則って診療をしている限りは，再診外来では1時間にまとまった人数を診ないと，とても日常診療ならびに経営が成り立っていかない医療機関がほとんどなのではないでしょうか？

　患者にとっては主治医は1人ですから，本来であれば，すべての患者が納得いくような時間をかけて全力投球すべきなのでしょうが，現実的にそんなことは全然できっこない医療システムになっているのですから仕方ありません。

　再診外来でわれわれ医師がこの時間はちょっと無駄かもしれないなと実際に感じることがらは，その医療環境に応じて多種多様であろうとは思いますが，共通して異論がないものの一つとして，「話が長い患者」の存在が挙げられるのではないでしょうか？

　話が長い患者…医師側の主観であったり，時間的余裕の有無によっても変わってくるわけで，厳密に定義することは難しいのですが，実際にわれわれが患者の話を長いと感じる際，そのほとんどは，患者から提供される話題が，医学的にみて密度が薄いことを延々と述べてくる場合，または，医学的に重要な話題であったとしても，それが専門外の愁訴についてである場合のどちらかなのではないかと思われます。

　医療面接に関する著作のほとんどでは，患者の話を傾聴し，共感して診療を終えましょうと記載されています。確かに医療コミュニケーション上は，避けては通れない技法なので，本書でも数章にわたって詳述していますが，これは患者か

ら提供される話題すべてにそのスキルを適応しましょうということでは決してありませんし，また推奨しているのでもありません。

患者もわれわれの診療時間を専有して困らせてやろうという意図から，あえて話を長くしているわけでもないでしょう。患者は，どの話題が医学的にみて価値があるのかわからないがゆえに，とりとめもなく話してしまう場合がほとんどなのだと思います。

実際の医療面接では，医学的にみて重要性・緊急性の低い話題については，われわれ医師が上手く会話を中断してあげないと，医療システムが成り立ちませんから，患者の話を上手く中断する方法＝患者の会話量を上手くコントロールする方法は，外来診療を続けていくうえで必須のスキルともいえます。

実はベテランの医師であればあるほど，こうした話の長い患者の上手い対処法を経験を通じて試行錯誤で身につけているのですが，卒後年数の浅いうちは，どうしたらいいのかわからない場合も多く，なし崩し的に再診時間が長くなってしまう場合もあるのではないでしょうか？

「対処するも何も，強制的に切り上げて帰ってもらうしかないんじゃないの？」

確かにそれも一つの方法なのですが，そこに何の配慮もないと，せっかくこれまで気をつかって保持してきた医師患者関係を壊すことにつながります。コミュニケーション技法としては，相対禁忌程度のまずさでしょう。

では，患者にそれほど嫌な思いをさせずに患者の会話を中断させて，外来診療をクローズするにはどうすればいいでしょうか？

研究結果やエビデンスなどがある分野ではないのですが，非常に切実で実践的な問題ですから，本章で少し掘り下げて考察してみたいと思います。

まず改めての前提条件ですが，患者の話題をやむをえず中断できるのは，医学的にみて**内容が薄い場合に限って**です。

医学的にみて重要な話題提供を途中で切り上げることは，避けるべきです。

患者が会話し続けられる
メカニズムを考察してみる

　患者の話が長いと感じるときは，当然われわれは聞き役で，患者に会話の主導権があることが普通です。そしてその際の話題は，患者のプライベートなことであったり，患者にしかわからない具体的すぎる話であることがほとんどです。

　それらは，まわりまわれば症状や愁訴に多少は結びついているのかもしれませんが，医学的にはあまり実入りの多くない情報なわけです。

　冷静に考えれば，患者は医学的なことについて長時間語れるわけではありませんから，患者から提供される長い話は，医学的な密度が薄いことは自明といえるでしょう。

　逆に患者に，「医学的なこと」について延々と話すように促しても，できないはずです。

 ## 患者からの話題提供量を
コントロールしたいときには

　上記でも述べたように，患者主体の話題・内容であって，患者に会話の主導権がある限りは，患者に会話を続ける裁量権がありますから，それをコントロールしたいのであれば，どうにかして，会話の主導権を医療者側に意図的に引き戻さなくてはならないということになります。

　前述したように，われわれ医師が患者の話題提供を中断したいとき，患者は医学的には内容の薄い話題に終始していることがほとんどなわけです。これを再診外来本来の，医学的な話題に戻すことができれば，**患者はむやみに話を続けることができない→医師に会話の主導権が移行→患者からの話題提供量をコントロールできる**という，結果つながることになります。

　そして，この会話の主導権の移行作業を，できれば患者から気づかれないよう，露骨でない雰囲気にすることが，患者の話を「上手く」中断する（＝コント

ロールする）スキルということになるのです。

　これは私自身も今現在も模索している最中でありもっとよい方法があるかもしれませんが，暫定的な方法として，以下の方法をここでは提示しておきたいと思います。

1）専門的な話題に切り替えて，強制的に会話の主導権を移行させる

　これが最もシンプルであり，上述した医療面接における会話の主導権理論（？）においても理にかなった方法なのだと思います。

　とはいっても，言うは易し行うは難し，の典型で，滔々と自身の話題を述べる患者の言葉尻をとらえて，医学的な内容に話題をすり替えるのは少しコツがいるでしょう。

　慣れればそのタイミングがわかってくるのですが，患者が少しでも症状や身体不調のことについて述べたならば，そのタイミングを見逃さず，（共感しつつ）会話を遮り，以下のように続けるのがポイントです。

- 事前に検査をしていたのであれば…（検査という医学的な話題にすり替える）
　「（症状）がお辛いんですねえ。わかりました。ところで，その症状に関連するかわかりませんが，この前行った検査の結果ですが……」
- 処方を出していたのであれば…（処方という医学的な話題にすり替える）
　「（症状）が気になるんですね。なるほど。ところで先日出した薬についてですが……」

などと述べて，**患者が話を続けにくい医学的に専門性の高い話題に切り替える**ことで，強制的にこちらに主導権を取るわけです。

2）身体診察をしてしまう

　患者がいろいろと話している際に，うんうんと相槌を打って聞きながら，程よ

いところで身体診察を始めてしまうという方法です。

　診察の序盤〜中盤で主導権をこちら側に引き戻す際に，特に効果があります。

　普通は身体診察を始めますねと宣言した段階で，患者は会話を中断してくれるのが普通なのですが，剛の者だと，われわれの宣言に動じず，ずっと自分が話したいことを話し続ける場合もあります。

　そのような患者に対しては，患者の話題に対しての相槌のように「（診察した部位）は大丈夫でしたよ」とにっこり微笑んで述べれば，患者も悪い気はしませんし会話を途中で遮られたと思いづらいでしょう。

　身体診察のなかで一番効果的であるのは聴診でしょうか？　まとまりのない会話を続けている患者の胸に聴診器をあて「ちょっと胸の音が聴きづらいので，いったん会話を中断しましょうか」と促しやすいからです。

3）あらかじめ時間を区切るよう告知しておく枠組みを設定してしまう

　初診など，ある程度時間が取れる診察時には，次回以降（再診時）に時間がかかりそうな患者であるのかどうかは，ある程度はわかるものです。ちょっとこの患者は医学的な本題以外のコミュニケーションにも時間がかかりそうだなと感じた場合は，特に初診時などに，「今回は初診でしたから長めにお時間を頂戴しましたが，2回目以降は，長くても○○分程度しか時間が取れません」とあらかじめ宣言し，枠組みを設定してしまうという方法です。

　以降の再診時に時間オーバーをしそうになったら，「申し訳ありませんが以前お話したとおり，この程度しか時間を割けませんので…」と切り出せば，こちらに主導権を取り戻せ，患者の心証も害しづらいです。

　それでも気分を害するような患者であれば，前章のdoor knob questionの際の対処法で述べたように，「複数困っていることはわかったので，次回以降一つひとつ整理していきましょう。以前に述べたように，○○分しかお時間を取るのが難しいですからね。少しずつ整理していきましょう」と述べて外来をクローズしましょう。

　ちなみに，私は精神科外来を主とするようになってから，初診時の患者ほぼす

べてにこの時間的な枠組み設定を宣言するようにしております。

　ひょっとすると精神科以外を専門とする先生方もそのように思っているかもしれませんが，特に患者は，精神科＝話を聴いて治してくれる科と認識している場合が多く，再診の時間が短いと高率に「話が違うじゃないか」という不満の種につながる場合も多いからです。

　しかし，事前に枠組みを設定しておくと，無理に逸脱してまで診療時間を要求するような患者は稀です。もちろん，われわれが短時間でも共感傾聴〔第8章（→147頁）参照〕をして，かつ治療効果を上げていることが前提条件であることはいうまでもありません。

明日の医療面接のために

- アドヒアランスを高める工夫は再診外来のスキルとしては最も重要
- アドヒアランス不良の証拠があっても患者を問い詰めない。配慮が常に必要
- 再診外来はできるだけ褒めて終わろう
- 患者を褒めるのは易しい，叱るのは難しい
- 場合によっては，患者の選択を誘導するテクニックが有効なことも
- 患者から提供される医療密度の薄い話をコントロールするテクニックも重要

コラム6 アドヒアランスを高めるその他の工夫

　本書はコミュニケーションについての書籍ですから，本文では，アドヒアランスを高める工夫として，明日から役立ちそうな言い回しや，説得的コミュニケーション理論に基づく方略などについて主にまとめましたが，一般的なアドヒアランスを高める工夫や，アドヒアランス不良に至る生活習慣因子などについては，主には薬学の分野での研究が盛んで，論文も多数出ている分野です。

　ただ，アドヒアランスと一口にいっても，世界共通でコンセンサスが得られている定義自体は存在しません。また，その対象疾患や対象患者・文化的背景や保険システム・その調査方法など，1つでも因子が異なると，必ずしも日本の一般的な外来診療に結果を適用できない可能性もあります。ですから，こういう介入をすると，何％アドヒアランスが低下する(向上する)のか具体的な数字を知っていてもあまり意味がないことだと思いますが，共通する傾向については，あくまで目安として押さえておくことは有用と思われます。

医師が処方を工夫してどうにかできそうな因子
・服薬回数(回数が多いほど，アドヒアランス低下)
・薬剤錠数(錠数が多いほど，アドヒアランス低下)

　服薬回数においては，欧米や日本のさまざまな報告を総合しても，1日2回までの服薬回数ではそれほどアドヒアランスは落ちませんが，3回以上となると，アドヒアランスが目立って落ちると報告されています。また服薬錠剤の数についても錠剤数が少なければ少ないほど，アドヒアランスが向上することがわかっていますから，合剤化できるものがあれば検討するなど，工夫のしどころかもしれません。

アドヒアランスを低下させる患者側の主な因子

・アルコールその他薬物乱用または依存
・精神疾患罹患
・生活リズムが不規則(昼夜逆転や食事回数含む)
・独身(または離婚している)・独居
・男性
・低学歴
・薬剤への必要性の無理解
・薬剤への知識不足(薬剤名,作用機序など)
・自覚症状がない
・年齢(報告によりばらつきあるが,30歳代以下,70〜80歳代以上でいずれも有意に低下)

　上記のような因子が確認される患者については,アドヒアランスが低下しやすいかもしれないと考え,よりわれわれは身構える必要があるといえます。
　そのなかで「患者の薬剤への必要性の無理解・知識不足」という点に関しては,繰り返し外来で説明することで,いくばくかは改善できるポイントでしょう。
　本文のモデルケースも,自覚症状のない疾患を有する高齢男性ですから,初回外来の時点で,ひょっとしたらアドヒアランスが今後悪くなるかもしれないと予測できたかもしれません。

第7章

非言語性
コミュニケーションスキルを
高めよう

> **診察に至る背景設定(患者)**
>
> 患者は45歳女性 横山美香(仮名)さんです。10歳,5歳の2人の子どもを育てているシングルマザーです。以前は日中工場に作業員として就労していましたが,現在は知り合いが経営するスナックで夜間接客業をしています。今回は3週間前から続く倦怠感・発熱を主訴に近医クリニック受診し,感冒薬などの処方を受けましたが一向に改善が図られないため,精査目的で600床程度の病床を持つ総合病院内科外来を紹介状を持って受診しました。

> **診察に至る背景設定(医師)**
>
> 30歳男性,国立大学卒の医師歴5年目の男性内科医師(専門は循環器)です。最近自身で決断できる臨床場面も増え,日々やりがいを感じていますが,その反面当直や時間外勤務が増え,2年前より任されるようになった外来業務の煩わしさも身にしみて感じるようになっています。今日は総合外来の当日当番ですが,午後には経食道心エコーの当番をしなければならず,できるだけ速やかに診療を終わらせたいと考えています。

モデルケース

[医師]「次の方どうぞ」

―― 患者は,ふらふらしながら診察室へ入り勧められる前に椅子に腰かける。ハイヒールを半分脱ぎため息をついて,けだるそうに振る舞う。医師はその様子を一瞥し,何となく演技的で面倒くさそうな患者だなと感じるが,表情に出さないように努め,電子カルテ画面と問診票に交互に視線を移しながら話しかける。医師の視線は患者とあまり合わない。

[医師]「だいぶ辛そうですね。今日は…(問診票を確認しながら)○×クリニック

さんからの紹介ですね…熱が下がらない…ということで」

[患者]「はい，そうなんです。全然下がらないし，もう嫌になってしまって。仕事に差し障りますし，家事もけだるくてできないんですよね。実は私，夜に勤務してまして，昼間に家事をまとめてやるんですけど…」

[医師]「ふん，そうなんですね。紹介元では採血などは行ったんですね。添付資料を確認しましたが，少しデータ上は炎症があるというところでしょうか」

[患者]「そうなんですか？　あまり説明は詳しく受けてないんですよね。でももらった薬で全然熱下がらないから…こちらに紹介を受けて…」

[医師]「ふんふん，わかりました。それでは身体診察をしましょう。熱以外に症状というか，どこか辛いところはありますか？」

[患者]「だるいくらいです。別にどこも辛くはないです。辛いって痛いとかそういうことですか？」

[医師]「…いや，なければ結構ですよ」

——医師は熱源の検索を行うために，患者を診察台に促した後，身体診察をテキパキと行っていきます。患者が何も質問しなかったこともあって，特に診察に伴う指示以外は会話はありません。

診察終了後，おもむろに医師は着席して電子カルテに今後必要な検査をオーダーしていきます。その間，特に何の説明も会話もありません。患者は不安げな表情を浮かべて診察台に座っています。

医師は患者の様子をちらりと確認した後，再度パソコンと向き合いながら今後の経過を述べます。

[医師]「はい，身体診察上は特に熱の原因ははっきりしないですが，前の医療機関で行った採血でも多少は炎症の数値が上がっているみたいですし，まだ熱が下がっていないことからすれば，こちらでも採血をすると，何らかの異常が見つかる可能性は高いですね。本日は採血やレントゲンなどをして，結果が1時間ほどで出ますのでその結果次第で緊急で詳しい検査を本日行うかどうか決めていきます」

[患者]「はあ，でもこの前にかかったところでも同じような検査受けたんですけ

ど？　また受けるんですか。検査？」

[医師]「ふん，確かに血液検査，それとレントゲン・心電図も一式受けているようですが…数日前の結果と比較してわかることもありますし，以前かかったクリニックでは行っていない採血の項目も行おうと考えていたんですがね。それにレントゲンは異常なしとしか書いてませんが，実際に異常があるかどうか確かめたいというのもあるんでね。受けませんか？　検査？」

[患者]「別に検査を受けないって言ってるわけじゃないですけど？　何となく必要があるのかなって思っただけです。私としては大きな病院だったら，すっきり熱が下げられる注射とかあるんじゃないかなって…だからまずはそれを打ってほしいなって思っただけです」

――― 医師は，大きなため息をついて，電子カルテから目を離し，初めて患者と向き合い諭そうとします。

[医師]「ふんふん，それは難しいですよ。やはり原因を調べなければ治療はできないですからね。いわゆる対症療法だと，一時的に熱は下がっても結果として全然治療していないことになるわけで。発熱というのは，いろいろな病気の結果として起きることですから，まずは原因を…」

――― 医師は滔々と，発熱の原因をアセスメントすることが重要であることの正当性を語ります。
　　しかし患者はそんな説明など聞きたくないといわんばかりの態度で医師の説明を遮り，急に泣き出して，興奮して大声を上げます。

[患者]「そんなこと聞きたいんじゃありません!!　だいたいあなたはさっきからひどいですよ。こっちはずっと熱で苦しんでやっとのこと病院に来ているのに。冷たすぎますよ。もういいですよ。この病院では検査を受けません。でももし手遅れになったら，あんたを訴えますから。ふざけんじゃないわよ」

　　などと矢継ぎ早に叫びます。

——医師は突然の患者の反応に取り乱し，何が原因で患者がこのような反応に至ったのかまるで見当もつきません。外来のブース外から，看護スタッフも何事かとのぞき見をしてきます。医師は，一向に興奮が収まらない患者に焦り，なだめるために謝罪してもあまり効果は上がりません。その後，騒ぎを聞きつけた上級医が丁寧に応対し，至らなかった点を再度謝罪のうえで担当医師を変えて対応することで，患者はようやく怒りが収まり納得して検査を受けることになりました。

((()))

　文字にした限りでは，「医学的には」問題ないような受け答えに終始しているモデルケースですが，医療コミュニケーション上は問題の多いやり取りでした。担当医は非言語性のコミュニケーション要素にあまり注意を払っていなかったばかりに，身体的に余裕のない患者は医師の対応を必要以上に事務的と受け取り，トラブルに至ってしまったのです。

　文化が異なるので，完全に日本での医療に当てはまるのかはわかりませんが，米国で患者から訴訟を起こされたことのある医師は，そうでない医師と比較して有意に非言語性コミュニケーションやユーモアを重要視せず，また患者が理解したかどうかの説明を行わない傾向があるということがわかっています。(Levinson W, et al. 1997；Hickson GB, et al. 1994)

　そして後述しますが，われわれが患者に伝える情報は，言語的なものよりも言語以外(非言語性)の要素のほうが情報量が多く，患者の満足度に影響を与えることもわかっています。

　患者に同じ医療を提供するのであれば，患者の満足度を上げる応対についてのコツを整理したいものです。モデルケースのような，医師側からすれば災難とも思える患者トラブルのリスク軽減にもつながるわけですから。

　本章以降，非言語性コミュニケーションやいわゆる周辺言語(パラランゲージ)の重要性について整理していきたいと思います。

　一般的なコミュニケーションにおいて，非言語性の情報は，言語性の要素に勝

るとも劣らないくらい重要であることが，さまざまな心理学上の結果から明らかになっています。最も有名で草分け的なものとしては，Mehrabian の実験があります。表情(あるいは声質，周辺言語環境)と言語内容を人為的に矛盾させた人間とコミュニケーションをとらせると，その受け取り手は，メッセージとして言語性の内容よりも，それに付随するいわゆるパラランゲージの要素を，より重要視するというものです。

「あなたのことをとても信頼していますよ」という内容のことばを発していても，口調が乱暴だったりしかめつらの表情で伝えるなどすれば，人間はパラランゲージからの情報のほうを重視する傾向があるのです。心理学的な実験のように，言語内容とパラランゲージが際立って乖離するということは実生活上ではありえないことでしょうが，われわれは言語の内容とそれ以外の非言語性の要素も総合的に加味してコミュニケーションを成立させているわけです。

このように，非言語性コミュニケーションは無視できない，コミュニケーション上の重要な構成要素なのですが，われわれ医師はよほど機会に恵まれた人でもなければ，これを医学教育で体系立てて学ぶ機会はありません。にもかかわらず，コミュニケーションのなかでもとりわけ難易度の高い「医療面接」を，それこそほぼ我流で，見よう見まねで行っているわけですから，患者とトラブルが起きないほうがおかしいともいえるのではないでしょうか？ 非言語性コミュニケーションは奥が深い分野で，主には心理学の分野で研究されており，関連著作も和英問わずたくさん出版されています。

本書でそのすべてを網羅できるわけではありませんが，その重要性を再認識していただく第一歩としていただければと考えています。

本章では，非言語性コミュニケーションの代表である，**視線**と**表情**，周辺言語要素の代表的なものとして**口調**と**抑揚**，**相槌**の効用についてまとめます。

1　視線

コミュニケーションに関するどの著作をみても「目は口ほどにものをいう」ので視線の合わせ方には気をつけましょうと記載されています。医療面接の分野でも

これは同様のようです．ある報告(Bensing JM, et al. 1995)では，頻繁に患者に視線を送って診療にあたる医師はそうでない医師に比べて，患者の抑うつ状態の有無について，より正確にとらえることができていたとする結果が出ています．これを鑑みれば，われわれ医師としては，適度に視線を合わせないと患者の情緒的な合図を読み取る機会を逸するリスクがあって，結果，満足な医師患者関係を構築できない可能性があるわけです．

では，どの程度われわれ医師は患者と視線を合わせるべきなのでしょうか？
また合わせ方において何か配慮すべきポイントはないでしょうか？

医療面接の研究ではありませんが，2人が対面したうえでコミュニケーションをとる際に5秒以上凝視すると，よほど親しい間柄ではない限り，人は圧迫感や敵意などを感じやすくなる傾向にあって，結果として互いに不快感を感じる可能性が高いという心理学における報告があります．

動物学的にはニホンザルなどの研究でも，下位に位置づけられたサルが上位のサルを凝視すると上位のサルは威嚇行為をして凝視を止めさせる行動にでるそうですから，人間としての社会文化的な差異よりももっと根本的なところ（霊長類共通の？）で不快感を感じる行動なのかもしれません．

また，実際に患者の目を見ていなくても鼻の周囲あたりを見ていれば，視線を交わすのと同様の効果があるとする報告もあります．これらを鑑みれば，視線に関しては，われわれ医師は，少なくとも患者がこちらに話しかけているときには，患者の目を凝視しない程度に数秒穏やかに見つめ，**（場合によっては鼻の周囲に視線を回避して）患者に関心があることを非言語的に示す必要がありそうです．**

モデルケースは，**電子カルテの弊害**が如実に出ているケースであり，最近の医療事情では高頻度で起きうるシチュエーションでしょう．

ひょっとしたらもっと視線を患者に向けて診察しただけで，トラブルは回避できたのかもしれません．

アナログ的なカルテ記載であれば，患者に視線を配りながら記載も最低限行えるわけですが，パソコンではそうもいきませんよね．自験例ですが，研修医がパソコンに夢中になって打ち込みながら予診を取った患者の本診を担当して，「見習

いの先生は配慮が足りなかったので，全然話す気持ちになれませんでした」というお叱りや苦言を患者から頂戴したことが，これまでに少なくとも数回ありました。

　私はパソコンを流暢に打ちながら患者の話を聴くのが苦手という事情もあるのですが，個人的には（特に初診やかかわって日の浅い患者には特に意識して）診察中は紙にメモ書き程度に聴き取った内容を記載しておいて，診察中は，なるべく患者と視線を合わせたり，表情を観察するようにしています。そして診察終了後に1〜2分で（初診時には10分程度かけて）改めて手書きで記載した内容を打ち込むのです。二度手間にはなりますが，こうするようにしてからは，特に初診などではコミュニケーションがスムーズに運ぶようになった気がしますし，電子カルテを打ちながら診察するよりも記載内容も思考内容もまとまる気がします。

 表情

　医療面接においては，患者も医師も初見で互いに無意識のうちにその表情を読み取り，互いが好意的であるのかそうでないのかについて瞬時に判断していて，診察後にアンケートを両者に実施してそれを確かめると，医師の結果，患者の結果どちらも，かなりの相関があることがわかっています（Hall JA, et al. 2002）。

　医師が患者のことを嫌悪感を持って受け取れば，患者もそのように感じるし，好意的に受け取れば，患者も医師を好意的に受け取る可能性が高いということです。

　モデルケースのように時間に追われていたり，慢性的に疲れているような状態で診察にあたると，面倒くさいと思いがちですし，業務として処理してしまおうという感じが無意識のうちにわれわれの表情・しぐさに，にじみ出てしまうものですが，患者はわれわれ医師のネガティブな感情をかなりの確率で読み取っているかもしれないのです。

　冒頭の症例で医師は患者のことを「演技的で面倒くさそうだな」と感じました。それを努めて表情に出さなかったのは，プロフェッショナルとして当然のことですが，その他のコミュニケーションスキルに注意を払わなかったがゆえに，結果

として患者に感じとられてしまったのかもしれませんね。上記に記載した研究結果によれば，医師が患者を好意的にみれば，患者からも好意的に思われる可能性が高くなるわけで，それをふまえれば，われわれ医師はすべての患者に友愛の精神を持って分け隔てなく接すればよいということになりましょうが，医師も人間です。どんな医師にも苦手だなと思う患者はいるはずです。

　それではどのような点に心掛ければ，苦手そうだなと思う患者に対して，適切に対処できるようになるのでしょうか？

　万全な方策はなかなかないと思いますが，できることがあるとするなら，自分が外来あるいは説明する段においてネガティブな感情を持ちやすい身体・社会的状況（当直明けや時間に追われている場合など）を事前にリストアップしておくこと，また「苦手な患者だなと思ってしまっている自分」に気がついたら，特に意識して表情を作るなどの配慮を怠らないことなどでしょうか。
　このような**セルフモニタリング的な視点を持つ**ということは医療面接のスキル向上のためには重要な着眼点だと考えています。やはり「敵を知り己を知れば百戦危うからず」ではありませんが，自分自身を不完全な存在とまず認識し，自分が苦手なシチュエーション・患者のタイプを事前に言語化してリストアップしておくだけでも，心理的には周到に準備できるのです。

　個人的な例を挙げれば，私はモデルケースのように時間に追われて，外来・特に初診のような医師患者関係がまだ固まっていないような状況下に置かれることに非常にストレスを感じることを自覚しています。また，患者特性としては権威主義的であったり，自己愛が強くて他罰的な患者については特に陰性感情を持ちやすいという自覚もあります。

　これは，医師間によって，かなりのばらつきがあることで，10人医師がいれば，10人異なるのが当たり前のことだと思います。しかし，皆さんも医師として患者と応対する経験を積むうちに，こんな状況でイライラしているな，ストレスを感じるな，こんなことを言う患者は面倒だな，嫌だななどという自分にきっと気づくと思います。そんな感情を自覚した際には是非，なんでイライラしているのか，ストレスを感じているのかを自己分析してみてください。同様のシチュ

エーションや同タイプの患者がやってきたときには，意識的に表情筋を動かして笑顔を作って，より穏和に感じるような口調・抑揚で話をするように意識してみることができるというわけです。

　もちろん，冒頭の研究の相関が絶対ならば，患者に見抜かれている可能性はあるかもしれず，無駄な努力である可能性も否定はできません。しかし幸いなことに医師側が，こうした努力をしてみたら患者はどう思ったのか？　という介入研究はこれまでのところされていないようで，効果を否定する研究もまた存在しません。

　私も上記のようなセルフモニタリングを行ったうえで，苦手なシチュエーション・患者特性を意識するように心掛けてからは，10年近くはクレームを含め表立ったトラブルには見舞われていません。個人的な感想なので信憑性は一段落ちるかもしれませんが，こうした取り組みによって，少しはリスク軽減が図れているのではないかと推測している次第です。

③ 口調(声のトーンやスピード・大きさ・抑揚など)

　会話は音で患者に伝わるものですから，医療者の声のトーンやピッチ，大きさなどによって患者が受け取るニュアンスや意味合いが異なることは自明です。

　有名な研究としては，医師が医療面接中の会話した内容を録音し，意味をわからないするような処理を図り，そのイントネーション・声の抑揚・ピッチやトーン，リズムだけをわかる音声として被験者に聞かせたところ，音声に敵意や威圧感，温かみを感じないと判断された医師の群は，そうでないと判断された医師の群と比較して，医事訴訟の経験が有意に多かったという報告もあります(Ambady N, et al. 2002)。

　冒頭でも述べたように，リスクヘッジの観点からみても非言語性コミュニケーションは重要なのです。

　ただ，そんなことを言われても「自分自身の声に自信がある」などという人のほうが少ないでしょうし，それ以前に，自分の声が「よいのか悪いのか」考えたことすらないのが普通なのではないでしょうか？　いわゆる声色と表現されるような

声の性質については持って生まれたものもありますし，仮に自分の声がダメそうだから治したいと思っても一朝一夕に上手くいくものでもないでしょう。

本書はボイストレーニングの専門書ではありませんので，声色を改善する方法についてはお示しできませんが，手軽で即効性を持って，明日の医療面接に応用できる方法の一つとしては，**自身の口調を患者のトーンに合わせる**という手法を提案したいと思います。

物静かに話している患者であれば，自分も少しはトーンを落として物静かにしてみる，元気なトーンで話す患者だと感じたら，自分も多少はトーンや声の大きさを上げてみる…など患者に意識的に合わせてみるという手法です。

精神科ではこうした手法を，少なからず意識的に患者との面談で行っており，効果を日々実感しています。

例えば，病的にトーンが低い患者(例えば，うつ病など)を診察しなければならない場合を考えれば，患者が元気がない声色でゆっくりと，間を空けて話す…ときには，われわれは口調や声の波長を意識的に同調させ，面談を進め，情報を引き出すように努めます。うつ病のように病的なほど極端な例でなくとも，患者によって話のピッチやトーンはそれぞれ異なるものです。多少でも意識してこちら側が合わせてみると，不思議と上手く情報を聴き出せたり信頼関係を構築しやすかったりします。

私は精神科を専門としてからこの視点を学びました。内科医時代は自身の口調(おそらくはトーンは中程度ながら，ピッチはやや早く，声は大きい)としては患者が元気であろうが元気でなかろうが，一本調子に語りかけていた気がします。それも理由だったのか若さも手伝ったのかはわかりませんが，コミュニケーション上の行き違いやトラブルが多かった気がします。今から思えばだいぶ改善の余地があったのではないかなと反省する次第です。

また，応用例としては，シチュエーションごとに意識的に声のトーンやピッチを変えたほうがよい場合があります。

特に患者の身になれば，深刻な話題を切り出す際(病状説明や告知など)には，よりピッチやトーンを意識したほうがよい場合もあるのは言うまでもないですよね。

口調ついでにもう一つここで注意しておきたい点を挙げれば，われわれ医療者は高齢の患者に対して，たまに子どもに対して話しかけるような振る舞いをすることがあります。
　これは自覚していることもあれば，無自覚で行っていることもあって，稀に医師患者関係を損なう原因となることもあるのです。

　老人ホームに入所する居住者に対して，施設で働く医療従事者の発言全体のうちの約22％で赤ちゃんや幼児をあやすような言葉づかいをしており，それは大多数の医療者にとっては意識的ではなかったという報告があります。（Caporael LR. 1981）
　別の研究では認知機能が低下した高齢者であればあるほど，そうした言葉づかいは高齢者に肯定的に評価されたという報告もあることから，患者によっては親しみを感じてよい側面もあるのですが，現在の高齢社会を鑑みれば，患者は総じてわれわれよりも年上であり，年齢を重ねているだけで認知機能が低下していない高齢者のほうが，割合としては多いわけです。無意識に悪気なく語りかけた口調で高齢の患者の気分を害する可能性もあるので注意が必要といえましょう。

4　相槌の効用について

　相槌は，それ自体はあまり言語的には意味を持たない，あるいは持つとしても意味合いとしては薄いものですが，コミュニケーションを円滑に進ませたい場合には，視線や口調と同じくらい意識して活用したいツールです。
　前述した視線や口調は患者ごと，シチュエーションごとにいわば即興性を持って示さなければならない側面があるので，経験や慣れが必要ともいえますが，相槌に関しては，事前に準備して来るべきコミュニケーションに備えることができるという点では，改善を心掛ければ，明日の外来からでもすぐに効果が表れるポイントともいえますから，即効性を持って改善できるポイントです。

　ああ，ええ，へえ，ほお，そう，そうそう，ふん，ふんふん，はい，はいは

い，確かに，わかります，なるほど，やはり，本当ですね，まったくですね…などは肯定的な意味合いを持つ相槌です。

対して，はあ，いえ，いいえ，別に，しかし，でも，だけど，違います，とんでもないです…などは否定的な意味合いを持つ相槌です。

もっとあるかもしれませんが，われわれが医療面接で使用する頻度が多い相槌はこんなところでしょうか？

それでは，このなかで最も無難な相槌とはなんでしょう？

1) 相槌を打つときは患者に会話の主導権があるとき

医療面接では患者の会話に対して相槌を打つわけですが，概ね患者に会話の主導権を握ってもらっている際= open question を投げかけた後〔第4章（→ 59頁）参照〕の場面でわれわれは相槌を多用することになります。

open question を投げかけてせっかく自由に話してもらう雰囲気を作ったわけですから，よほどのことがない限り否定的な意味合いの相槌はそぐわないことはわかりますよね。

この点から，否定的な響きのある相槌は，無難ではない相槌ということになります。

では，肯定的な相槌のなかではどれが無難でしょうか？

「そんなの患者の性別や年齢，ひいては症例の深刻さによっても異なるからわかるわけないよ!!」と思った皆さんは，ある意味では正解です。

確かにどの言葉が最もよいということはないのですし，調べた限りでは，医療上のコミュニケーションにおいて，こうした実験研究はまだなされていないようです。

肯定的な相槌は，相手の会話を促進したり，きちんとあなたの話を聴いていますよとアピールする効用があります。こうした相槌本来の役割を損なわず，どの

ような患者（老若男女にかかわらず）にも全方位的に対応可能な相槌があれば，これがすなわち，日本の医療面接における，無難な相槌ということになるのではないでしょうか？

ここからは個人的な経験上の話になりますが，上記をふまえたうえで皆さんに最もお勧めしたいのが，**なるほど**という相槌です。

ああ，へえ，ほお，そう，そうそう，ふん，ふんふん，などは，目上の患者には使いづらいですし，逆に目下の患者になら使ってもいいのかということになっても，こちらが無礼に思われるリスクがあります。

また，確かに，わかります，本当ですね，やはり，まったくですね…などは相槌の肯定感が強すぎて医師患者関係が確立していない段階では，「初めて会うお前に何がわかる」と反発する患者もある一定数存在するようで，全方位的に使用できるということばではなさそうです（実際に以前初診でわかりますという相槌を打って，険悪になった経験があります）。

続いて，相槌の種類が少なく，また単調であってもコミュニケーション学上では，話を聴いていない，事務的に処理をされていると相手方が感じるリスクとなることが指摘されています。

open question の患者会話のみならず，患者ないしは家族が話している時間が長くなればなるほどわれわれは相槌を打つ回数が多くなるわけですが，そのバリエーションも単調にならないように工夫しなければならないということです。

少し患者の立場になって想像してみましょう。自分の病状や症状経過のことを医師にわかってほしくて一生懸命話しているのに，医師がずっと機械のように単調な相槌の繰り返しに終始しているならば，「この医者は本当に聞いているのか？」と不安にもなるでしょうし，馬鹿にされている気分にもなるのではないでしょうか。

この観点を鑑みれば，はい，はいはい，ええ，という相槌も多用しすぎると相手方に「単純な繰り返し」と思われるリスク・弊害が生じやすく，あまりふさわしくないのでは？　ということになります。

それでは，「なるほど」も繰り返したら単調になるんじゃないの？　と思われるでしょうが，「はい，ええ」などよりも文字数が単純に 2 文字ほど多いので，「なるほど」は抑揚や口調を変えたり，語尾を変化させやすくバリエーションを生み出しやすいのです．

　なるほど，なるほどお，なあるほど，なるほどねえ，なるほどなあ，なるほどなるほど，など文字に起こすと伝わりづらいかもしれませんが，ちょっとした工夫でバリエーションを豊かにできます．
　個人的には，この「なるほど」のいくつかのバリエーションに，「次点」と考えている，はい，ええ，という 2 種類の相槌を交互に挟むことによって，**単調にならないように相槌を打ち，患者には話を聞いていますよと常にアピールする**ように心掛けています．

　次に相槌の打ち方についてですが，日常生活上の経験から重々わかっていることとは思いますが，せっかく相槌を打つのならば，**患者の話の途中に入れる，中断するように相槌を打ってはいけません．**

　相槌は患者の話を聞いているというアピールであるのに，患者の話をせかすように受け取られますし，逆に聞いていないということが際立つ結果になってしまいますよね？

　個人的な好みを延々と書いてしまいましたが，もちろん正解は一つではありません．
　別に「なるほど」に「はい」「ええ」などを組み合わせずとも，上記のような相槌の原則と効用を理解して日常診療にあたっていただければ，特に事前に favorite な相槌を特に選定しないでもよいでしょう．しかし，医療面接に臨むわれわれのコンディションは常にベストとは限りません．
　特に疲れている場合などには，コミュニケーション上のトラブルが起きやすいので，患者または家族の虎の尾を踏まないようにするには，「ベストではない自分」を想定したうえで，相槌一つにしても，事前に準備をしておくとよいとは思われます．

4．相槌の効用について

冒頭のモデルケースにおいては,「ふん」「ふんふん」などの相槌が多用されています。医師としても,目上の患者を馬鹿にしようとか不遜な態度をとってよいなどとはそのときには微塵も思っていなかったのでしょう。しかし,敬意をやや欠くと思われても仕方がない受け答えになっていることが,特に文字に起こすと際立ちますよね。

　また,相槌の調子が一辺倒だと何だかせかされていたり事務的に処理されているような感覚に陥りますから,冒頭のケースでは,これも患者の不満感をあおり,最終的にはトラブルに至ってしまったというわけです。

　最後に本章で学んだことがらに気をつけたモデルケースを提示しておきます。参照ください。

モデルケースに適応してみよう

診察に至る背景設定

患者は45歳女性　横山美香(仮名)さんです。母子家庭で10歳,5歳の2人の子どもを育てています。以前は日中工場に作業員として就労していましたが,現在は知り合いが経営するスナックで夜間接客業をしています。今回は3週間前から続く倦怠感・発熱を主訴に近医クリニック受診し,感冒薬などの処方を受けましたが一向に改善が図られないため,精査目的で600床程度の病床を持つ総合病院内科外来を紹介状を持って受診しました。

[医師]「次の方どうぞ」

── 患者は,ふらふらしながら,診察室へ入り勧められる前に椅子に腰かける。ハイヒールを半分脱ぎため息をついて,けだるそうに振る舞う。医師はその様子を一瞥し,何となく演技的で面倒くさそう,自分が苦手とする患者かもしれないなと感じ,努めて表情を柔和にして落ち着いた口調で対応するように心に誓うことにする。

[医師]「横山さんですね。はじめまして。医師の○○と申します。ええと，だいぶ辛そうですね。今日は…(問診票を確認しながら)○×クリニックさんからの紹介ですね…熱が下がらない…ということで」

[患者]「はい，そうなんです。全然下がらないし，もう嫌になってしまって。仕事に差し障りますし。家事もけだるくてできないんですよね。実は私，夜に勤務してまして，昼間に家事をまとめてやるんですけど…」

[医師]「なるほど，そうですか。熱が連日下がらないとお辛いですよね。紹介元では採血などは行ったんですね。添付資料を確認しましたが，データ上は炎症反応が少し上がっていますね」

[患者]「そうなんですか？ あまり説明は詳しく受けてないんですよね。でももらった薬で全然熱下がらないから…こちらに紹介を受けて…」

[医師]「なるほど。そうだったんですね。それではさっそく身体診察をしましょう。熱以外に症状というか，どこか辛いところはありますか？」

[患者]「だるいくらいです。別にどこも辛くはないです。辛いって痛いとかそういうことですか？」

[医師]「そうですねえ。痛い場所が熱の原因になることもありますので」

[患者]「じゃあ，別にないです」

[医師]「そうですか。それでは，熱の原因で心あたりでもいいですし，何かこんな病気だったら嫌だなでもいいですが，気がかりとかってありますか？」

[患者]「はあ，別にないですけど…強いて言えば肝臓が原因なんじゃないかなって思います」

[医師]「なるほど。それはまたどうしてですか？」

[患者]「私，夜の仕事してるんですね。それで商売柄，どうしてもお酒を勧められると断れないっていうのがあって…」

[医師]「ええ」

[患者]「そんな状態がもう3年にもなるので，いろいろ体にガタが来てるんじゃないかなって思うんですよ」

[医師]「なるほど。体にガタがねえ」

[患者]「はい。肝臓が悪くなると，熱って出るもんですかね。ええと，肝硬変っていうんですよね。肝臓が悪くなる病気って。私，それなんじゃないかって思うんですよ」

[医師]「なるほど。やむにやまれない状態とはいえ，連日飲酒をしている状態であれば，当然肝臓の状態も心配になりますよねえ。最近血液検査などで異常は言われたことはあるんですか？ 健康診断などは？」

[患者]「それは受けてないんです。そんな仕組みは職場にないもので…すいません」

[医師]「そうですか。それなら仕方ありませんが…，それではなおのこと不安ですよね。確かに肝硬変などにまで至って，お腹に水がたまるなどした場合，そこが感染源となったり，肝機能が悪いと免疫力が落ちて肺炎をはじめとした感染症の原因となることはあるのですが，この前受診いただいたクリニックで受けた血液検査の結果上は，それほど肝機能は悪くはなさそうですから。でも身体診察を終えた後に，こちらでも検査を追加して確かめていきましょうね」

―― 医師は熱源の検索を行うために，患者を診察台に促した後，身体診察を行っていきます。身体診察を進めるごとに，異常はないこと，緊急性がありそうな所見もなさそうなことを落ち着いた口調で伝えていきます。

―― 診察終了後，患者を再度椅子に座るように促し，向き合った状態で身体診察の結果のまとめを改めて伝えます。医師の視線は程よく患者の視線と交差しますが，見つめ続けることはありません。

[医師]「はい，お疲れさまでした。改めてまとめますと身体診察上は特に熱の原因ははっきりしないですが，前の医療機関で行った採血でも炎症反応の数値だけが上がっているみたいですし，まだ熱が下がっていないことからすれば，こちらでも採血をすると，何らかの異常が見つかる可能性は高いかもしれません。心配されている肝機能もより詳しい検査を追加してもいいかもしれませんね。しかし，本日できる検査は，採血やレントゲン・心電図といったところですが，それを受けていただいてから，追加の検査をどのようにするか相談しましょうか？」

[患者]「はい。それではよろしくお願いします。ちなみに，すぐに熱が下がる注射みたいなのってここでは受けられるんですか？」

[医師]「なるほど。注射ですか。仮にそうした注射があったとしても，根本的な治療でないと効果はすぐになくなってしまいますし，なにより，なぜ熱が長く続いているのか，そちらの原因を探るほうが横山さんのためを思えば重要なんじゃないかと思うんですよ。命にかかわる異常があっても困りますしね」

[患者]「そうですか。わかりました。先生，辛いんで，早くよくしてください」

[医師]「そうですね。善処しますが，検査の結果によって治療法などもいろいろ変わってくるので，少し熱が下がるまでには時間がかかるかもしれませんね。それではまず検査にどうぞ」

明日の医療面接のために

非言語性要素にも注意を払って診察を!!

- **視線**
  電子カルテに集中してはダメ!!
  患者を凝視しない程度に数秒見つめる，場合により患者の鼻周囲に視線を回避しても可

- **表情**
  苦手な患者だと思った瞬間からが勝負。セルフモニタリングを事前に

- **口調**
  患者の口調に合わせてみるという技法も有効なので知っておこう

- **相槌**
  否定的な相槌は慎んで。肯定的な相槌を単調にならないように

コラム7 高度な相槌（相手のことばを繰り返す相槌）について

　本文では，お勧めの相槌を理由を挙げていくつか提示しましたが，実際には，こうした相槌以外に，患者が発したことばをそのまま繰り返して相槌の代わりとする方法（＝繰り返し相槌）も用いることが多いです。共感〔第3章（⇒39頁）参照〕の項で述べた際のオウム返しと同様に，患者の発したことばで印象深いもの，重要そうなものをそのまま繰り返して相槌にしてしまうのです。

　患者が「〜があったんですよ」と言えば，「〜があったんですね」と相槌を打ち，患者が「〜の場所が寝る前にきりきり痛むんですよね」と言えば，「〜の場所がきりきりねえ」…といった風に繰り返すわけです。第7章のモデルケース（⇒128頁）でも，「体にガタが来ているのでは」という患者のことばを，「体にガタがねえ」とそのまま繰り返して相槌の代わりとしています。

　患者は自分のことばを繰り返されるわけですから，より一層「自分の話が医師に伝わっている」という実感を得やすくなりますし，上手くいけば共感の効用も発生するのでお勧めですが，ボリュームがあるので，時間的にも，会話の自然さを保つ意味合いからも多用はできません。目安としては，1診察に2〜3回程度，より患者が伝えたいのだなという文脈の際に繰り返しの相槌を入れると，よりコミュニケーションが円滑になる気がしています。繰り返し相槌のコツは，共感の際のオウム返しと同様で，患者の口調・トーンよりも一段階落として繰り返すよう心掛けると，不自然さがなくなります。

第8章

傾聴と受容の心構え

診察に至る背景設定(患者)

患者は56歳男性，山口武雄(仮名)さんです。半年くらい前からのどの違和感を常時感じるようになり，食事をとると詰まったような感覚が増悪する感じがして徐々に食が細くなってきました。近医内科・耳鼻科クリニックにて上部消化管内視鏡や喉頭ファイバーが行われ，特に異常がないという説明を受けましたが，納得できず同クリニックからの紹介状を持参のうえで300床程度の病床を持つ総合病院消化器内科を受診しました。

紹介状内容

＃体重減少の精査のご依頼

平素よりお世話になっております。咽頭の違和感を主訴に〇月×日当院を初診されました。

来院理由が「のどの違和感が続くため，喉頭ファイバーで調べてほしい」という主訴であり，当院にて検査施行しましたが，特に器質的異常を認めませんでした。×△消化器内科クリニックにて内視鏡検査を受けても異常はないと言われているようで，プロトンポンプインヒビターの内服も無効とのことでした。当科検査内容とも総合すると，心因性の可能性が高く，小生が精神科／心療内科受診を勧めても納得されず，もう一度設備の整った医療機関で内視鏡含めた諸検査を受けたいという希望が強いためご紹介申し上げる次第です。お忙しいなか恐縮ですがよろしくお願い申し上げます。

診察に至る背景設定(医師)

31歳男性，私立大学卒後5年目の消化器内科医です。内視鏡などの手技を行うときは手術衣を着てお世辞にも身だしなみがよいとは言えない格好で作業をしますが，昨年患者家族へのインフォームドコンセントに際に，同様の風体のままで臨んだところ，後日クレームを受けた経験から患者接遇の心構えを見直し，まずは身だしなみからということで患者と外来に際してはワイシャツに白

衣をはおり事前に歯磨きをするなど整容を整えるのがポリシーとなりました。紹介状の記載内容を見る限り，内視鏡の適応ではなさそうな患者の押し付けに近い紹介に対し，陰性感情が湧いてくるのを抑えつつどのように患者を納得させようか思案しながら初診外来に臨んでいます。

モデルケース

[医師]「次の方，山口さんどうぞ」

―― 患者，心配そうな表情を浮かべて来室。

[患者]「はい，すいません。あの…紹介状はみていただきましたでしょうか？」
[医師]「はい，だいたい概略は。喉が詰まったような感じが続くということで？」
[患者]「はい，そうなんです。もうかれこれ半年近くになるんです。喉のあたりが詰まった感じが続いてしまって…それで，近くの消化器内科とか，耳鼻科でファイバーなどを使って調べてもらったんですが，どこも異常がないと言われてしまって」
[医師]「ほう，異常がないと言われたのね。でも異常がないというのはいいことじゃないですか？ 不満なのですか？」
[患者]「はあ，そうなんですが，異常はなくても喉の違和感は続くんです。それに，紹介状に記載されているのかどうか知らないですけど，前の病院では気のせいで気分の持ちようだからと言われて。それで精神科なんか勧められたんですよ!! 私も好きでこんなに苦しんでるわけじゃないんです!! 違和感だって本当にあるんですよ。それを一方的に気のせいだって決めつけられたって困るんです。そんな先生じゃ信頼できないし，見逃しもきっとあると思うんですよ。だから…」

―― 医師，興奮する患者の話を途中で遮って話を始める。

[医師]「しかしね，別に前に山口さんがかかった先生も気のせいだからという理由で精神科を紹介したわけじゃないと思うけどねえ，専門の治療を受けてみては？ ということだと思うんですけど」

[患者]「専門治療って言われても…。私は別に気のせいでこんな症状が起きているわけじゃないですから，まずはもう一度詳しく検査をしてほしいんです」

[医師]「でもですね，数か月前にも上部内視鏡検査やったわけですよね？ そのとき問題なければ，うちでやっても変わらないと思いますけどねえ」

[患者]「前に受けた内視鏡は，どうやら古いタイプのものみたいで。ここみたいな大きな病院なら最新のやつでしょう？ だから，異常もよく見えると思って。だからお願いしたいんですが」

[医師]「う〜ん，山口さんが受けた内視鏡がどんなタイプのものは知らないですけど，うちのスコープもあまり変わらないと思うんですよ。普通，食道や咽頭で自覚症状が出るくらいの状態ならば，今まで山口さんが受けてきた検査ですぐにわかりますよ。仮にうちの病院の内視鏡機器が最新のものだとして，仮に細かいものがよく見えたとしてもですよ，そんな微細な違い程度の病変で，喉が詰まったような感じが持続するとは考えづらいですよ，紹介状に貼付された採血などの結果をみても，大きな異常が体に起きている様子はなさそうですよ。医学的に判断すればね」

[患者]「それじゃあ，どうすればこの喉の違和感が治るんですか？ 辛いんですよ。嘘じゃないんです」

[医師]「そうですねえ。私も前におかかりになった耳鼻科の先生と同じ意見ですが，消化器内科として緊急性のある異常があるわけではなさそうですし，まずは精神科とか心療内科などに通院いただくのが妥当だと思いますよ。別に山口さんの気のせいで症状が持続していると申し上げているわけではないんですよ。これまでにも山口さんのような悩みで来る方を私もたくさん診ていますが，そうした目先を変えた治療でよくなる人も一定数存在するんですよ」

[患者]「……。それでは先生は検査は必要ないというわけですね。もういいです。ただ私はもう一度検査をしてもらいたかっただけなのに!! 辛いと患者が何度も言っているのに，そんな親身にならない対応ばかりされるよう

なところには，通院したくもありません。失礼します」

──患者は怒ったように席を立ち，診察は終了となりました。特にこのケースでは後日クレームなどには至りませんでしたが，担当した医師としては，それではどのようにすれば納得してもらえたのか，医学的には正しい対応をしたはずなのに後味の悪さが残りました。

))

　いかがだったでしょうか？　このモデルケースの医師は医学的には何ら間違ったことをしていませんし，たとえ患者の求めに応じて検査をしたところで根本的な解決にはつながらない可能性が高いわけですから，医師の判断自体は医療経済的な観点からみても何ら非難されるべきものではないといえます。しかし，医学的に正しいことを押し通すことが必ずしも正解というわけではない，押し通すとしてもその方法論を工夫しなければ，正解と呼べないのが医療面接の難しいところなのです。

　これまで本書で述べてきたケース同様，本モデルケースにおいても，医師側の応対にスキル不足があったがために，感情の行き違いがひどくなったわけです。
　このケースでは，後日患者クレームなどには「たまたま」つながりませんでしたが，こうしたスキルに乏しい対応を日常臨床で続けていくと，確実にある一定の確率で，対応に苦慮するクレームを受けて困惑することになりますし，この世知辛いご時世です。医事訴訟に至るリスクも知らず知らずのうちに増えることになるのです。

　医師の立場からすれば，後ろ指をさされるようなことを一切していないのになんと理不尽なことだと思うわけですが，このケースのように「医学的には何ら間違ったことをしていないのに，患者あるいはその家族からクレームを受ける」ことは，数年前と比較するだけでも日々増えている実感があります。
　「そんなの患者のキャラクターの問題でしょう？　こういった患者は一定の割合でいるから運が悪かっただけだし，別に特別な対応をしなくてもいいで

しょ?」と割り切る考え方もあるのかもしれませんが，短時間で患者の信用を得られるスキルがあれば，モデルケースのような患者においても，われわれ医療者の主張を患者に納得してもらえたはずです。

本章では戦略的に短時間で患者との関係性を構築する重要な要素としての，**傾聴**と**受容**の心構えについて整理していきたいと思います。

傾聴とは？ ただ聞くのとは違うの？

コミュニケーションの書籍をみると，だいたいどれも，ただ相手の話を聞くのではなく，傾聴することが大事と記載されています。

傾聴とは，国語辞典では「耳を傾けて熱心に聞くこと」とあります。

この定義からすれば，傾聴とは，ただ聞くというよりも聞き手の本気度が異なる聴き方であるといえます。

また，傾聴とはカウンセリングやコーチングにおける専門用語でもあります。

国語辞典の定義と意味合いはだいたい同じなのですが，「注意を払いより深く丁寧に耳を傾けること，自分の聞きたいことだけを聞くのではなく相手が話したい内容を受容的な態度を持って真摯に聴く技法である」という語義で使用されることが多い言葉です。

傾聴の敷居は高い？

医師たるもの，患者やその家族の話をいい加減に聞こうなどという人間は稀だと思いますし，結果として適当に聞いてしまうことがあっても，少なくとも心構えとしては患者の話をよく聞かなければならないと思う医師のほうが多いと思います。

しかし，実際の臨床で傾聴をスキルとして自在に行える医師はごくわずかです。

　傾聴の定義や存在を知らない医師はできなくて当然でしょうが，コミュニケーションの重要性を認識していて，「傾聴は重要である」という知識のある場合であっても，「傾聴」は何となく，机上の空論というか，実学としてはいまいちしっくりこないものと感じていることが多いようです．実際の忙しい臨床では時間がかかりすぎるし，ちょっと取り入れにくいなと感じている皆さんも多いのではないでしょうか？

　傾聴は，われわれ医師が「きちんと時間をとって熱心に患者に寄り添って耳を傾けるもの」という，いわばハードルの上がった定義として認識しているために，実践向きではないと感じられるわけです．確かに傾聴の日本語としての語義としては，そのような認識で誤りではないのですが，傾聴を医療面接で行った際，患者に与える効果という観点からみれば，「時間を取って熱心に」そして「患者に寄り添って」という認識は少しピントがぼやけていて，傾聴の本質をとらえていないのです．

③ 傾聴の本質は，時間を取って耳を傾けることに非ず

　重ねて言いますが，傾聴をする際，確かにある程度の時間はかかりますが（数分〜10分程度），必ずしも時間をたっぷりとらなければならないということはありません．

　確かに慣れていないと，聴く際の力の入れ加減がわからず，時間がかかることがありますし，患者のパーソナリティやそのシチュエーションによっては，結果として時間がかかることもありますが，熱心に耳を傾ける＝診察時間をたっぷり取る，ということではないのです．

　傾聴の本質とは受容的態度にあります．いくら患者のために時間を割いてもわれわれの態度が受容的でなければ，傾聴ということには絶対になりません．何時間患者の話を聴いても医療コミュニケーション上は効果の薄いものになるでしょう．

逆に時間がそれほど割けなかったとしても受容的な態度にブレがなければ、それは傾聴の効果を患者に与えうる、効果的な医療面接であるといえます。

それでは受容的態度とは何でしょうか？
心理学上の定義はここでは割愛します。本書の趣旨に沿うよう、実践的かつ平易に記載すれば、「相手の立場や考え方を肯定的にとらえ、相手の言ったことをそのまま認める」ということに他なりません。文字に起こすとすぐにできそうな感覚にとらわれますが、医療面接のシチュエーション（医師と患者との関係性）においては、特に医師はこの受容的態度を患者にとり続けるのはとても難しく、スキルやテクニックの類として「意識的に」行うようにしないと継続できません。

4 どうして受容的態度をとることは難しいのか？

医師は患者を専門家として指導し、助言することを生業としています。そして患者もそれを期待して診察室に訪れます。まず、このあまりに一方的で特殊な関係性が受容的態度を難しくします。

心理学的には似た立場の人に対してのほうが、受容的に接しやすく、また共感的に接することが容易であるといわれています。通常の社会において、立場や社会的地位が似通った人同士が会話する場合であれば、特別意識しなくても、自然に相手の立場や発言を受容できるのですが、医療面接は立場も境遇も医学的知識もそもそもすべて異なる人同士が会話するわけですから、受容的な態度を取り続けることは、意識的にコントロールして行わないことには難しいのです。これは共感をまとめた際〔第3章（→ 39頁）〕でも記載した内容です。

次に医師が患者に話す内容自体も、医師が受容的態度を取り続けることを困難にします。

医師はその医学的な専門性を持って患者に指導・助言をするわけですが、患者がすべて指導内容を咀嚼し、遵守してくれるわけではもちろんありません。

それどころか、指導・助言をいくら行っても医師が思い描くほどには実行され

ないことのほうが多いわけです。そして医師はたくさんの患者を相手にしますから,そうした自分が思いどおりにならない状態を頻繁に外来でつきつけられることになります。

医師も人間ですから,そのような状態が慢性的に続けば,頭では受容的に接しようとわかってはいても,患者の言い分についつい否定的な態度を取ってしまうわけです。

一般的に言って,人は自分から遠い話ほど客観的に話が聞けますし,客観的な視点があれば,相手を受容しようという意識を持ち続けていられますが,自分に近い,あるいはかかわりが深い話題であればあるほど,客観的に会話がしづらくなり,冷静に話題を聞けなくなります。

医師が一生懸命,親身になって患者に指導・治療すればするほど,自分とかかわりが深い話題となるわけですから,医師としては客観性を失いやすく,よほど意識しないと患者の立場を受容しがたくなることになります。

5　患者を受容するコツとは？

まずは,**医師は患者を受容することは難しい職種**なので,毎日その点を注意して診察しようと意識し続けることが第一歩です。これだけでだいぶ受容的態度としての下地ができます。嘘だと思われるのであれば,是非明日の診療から心掛けてみてください。昨日までの自分と患者に対しての接遇の心構えが違うことに気づくはずです。

そして,次に患者が言ったことを素直に,先入観を持たずに聴くように心掛けます。

聴き方の具体的なポイントとしては,なるべく会話には割って入らず,とりあえず最後まで聴く態度を示すこと,患者がいくらおかしなことを言ったとしても,いったんはその立場を尊重するよう振る舞います。このような態度は**ゼロポジション**と呼ばれ,聴き手の基本的な態度として,特にコーチング理論などで重

視され,効果的であるとされています。

　上記態度に,第7章(→ 127頁)で述べたような相槌のスキルや会話のペースを患者に合わせるといった,非言語的コミュニケーションのスキルを組み合わせることができれば,これすなわちどこに出しても恥ずかしくない「傾聴の態度」ということになります。また,第3章(→ 39頁)で述べたような共感のスキルをこれに意識的に加え,患者に明示することができれば,さらにベターです。共感まで加味できれば,患者もわれわれにより一層胸襟を開いて話してくれるでしょうし,信頼を得ることもできるでしょう。「傾聴態度を深化させている」というカッコいい言い回しで表現できる状態かもしれません。

　受容することが到底できないような的外れな,あるいはこちらに失礼な話題を提供されたときはどうしましょう?

　その際は,患者がどうしてその話題を自分に今このシチュエーションで話したのか,そのことに注目して話を聴いてみてください。話題のみに集中すると,腹も立ちますし,こちらの感情がかき乱されるのですが,そうした一歩引いた視点で話している患者を観察するということは重要なことです。この視点が持てるようになると,患者に対して衝動的にこちらの感情をぶつけることはなくなりますし,精神衛生上もストレスが軽減されるはずです。

6　受容的態度が上手くいかないサインとは?

　そうした受容的態度を維持するためのスキルを意識して診療に臨んでいても,受容的態度が上手くいかないときには,上手くいかないものです。そのような場合は,われわれ医師の言葉の端々から,否定的なニュアンスの相槌が多くなったり〔第7章(→ 127頁)参照〕,場合によっては患者に対して苛立ちや怒りの感情が芽生えたり,相手の話が最後まで聴けず,割り込んで話を始めてしまっている自分がいることに気づくはずです。

　気づかなければ改善の余地はありませんが,そのような状態に陥っている自分

に気づくことができたらしめたものです。

　そのような場合には，もう一度冷静になって受容的態度を，それこそ演技してでも強制的にとるように心掛けてみるのです。ただし，その回の診察に関しては，そのまま続けても上手くいかないかもしれません。しかし，否定的な態度を取り続けるよりは患者とのコミュニケーションについて改善する確率は上がるはずですし，その次の診察につながるきっかけになるでしょう。

　冒頭のモデルケースは，共感も傾聴もできていないケースです。もう一度立ち返って，読み返してみてください。医師の否定の相槌が多いことに気がつくはずです。
　文字に起こして客観的に眺めてみれば，何となくまとまる話もまとまらないやり取りを医師患者お互いに繰り返しているなと思えるのではないでしょうか？
　しかし，実際の医療面接で患者とトラブルに至るケースでは，その前段階でこのようなやり取りが繰り返されていることが多いのです。

7　傾聴と共感のスキルを分離して述べた理由

　医療面接に焦点を当てたものに限らず，医療以外のコミュニケーションについて述べている著作もそのほとんどは，傾聴～受容的態度～共感をまとめて論じています。
　確かに受容的態度に気をつけて，共感も示すように細心の注意を払い，襟を正して聴くことができれば，自然と受容，共感，傾聴という三位一体の関係が同時成立するのですが，本書はあえて，共感を傾聴とは別に章立てを分離して記載しました。

　医療面接においては，共感を患者に表明・明示するスキルが特に重要であり，まずは言い回しさえ覚えれば応用がきくことを強調したいこともあって，共感の項〔第3章（→ 39頁）参照〕を別立てにしたこともあるのですが，と同時に，傾聴～受容的態度～共感をまとめて章立てをすると，共感の言い回しの特殊性や重

要性に引っ張られてしまい，傾聴の本質とも言える患者への受容的態度の重要性が曖昧になってしまうことを怖れたためでもあります。

　傾聴ということば自体は耳障りのよいもので，どの医療面接の本にも判で押したように「傾聴しましょう」と記載してあります。しかし，本当に重要なのは傾聴ということばを覚えることでも意識することでもなくて，①背景に隠された患者へ受容的態度をいかに表明するのか，そして，②医師は患者に受容的態度を取り続けるのが難しいことをいかに継続して意識できるか，という2点がポイントなのではないかと考えるのです。

　個人的には，共感を患者に表明する方法は，「陽」のテクニックと認識しています。
　はっきりとこちらから，言葉に表すので，医師自身としてもスキルを使用した感覚を持ちやすく，また目に見えて効果が上がりやすいので，心理的なリターンが大きく初学者でも取り組みやすい，「陽」のスキルです。
　それに対して受容的態度を維持することは，「陰」のテクニックというべきでしょうか？　何となく地味だし，意識的に行っても楽しくない感覚があります。
　しかし，上手くいかなかった医療コミュニケーションを振り返れば，だいたい患者への受容的態度が不十分だったことが多いようです。個人的な失敗例・他の医師の失敗例いずれも同様の傾向が見て取れます。われわれは日々鍛錬が必要だということですね。

　モデルケースは，傾聴や受容的態度の観点から見る限りは，上記で示したとおり，全く好ましい内容ではありませんでしたが，本章冒頭の〈診察に至る背景設定(医師)〉情報で記載したとおり，身なりに気をつかってわざわざ外来に臨んでいるという，この1点に関しては，特に初診時の医師患者関係を構築するうえでは，とてもよい，見習うべきポイントだと思います。以降，医師としての身だしなみの効用についてまとめていきます。

人は見た目が9割？　医師も見た目が9割？

「人は見た目が9割」とは一昔前のベストセラー新書のタイトルでご存じの方も多いかもしれませんが，そんなセンセーショナルなことをいわずとも人と対面する際には第一印象が大事であることは実体験としても頷けるところが多いでしょう。

診察室というきわめて特殊な場所で対峙する関係の，医師と患者においても初印象の重要性は例外ではありません。

以下，われわれが最低限，心掛けるべき見た目のポイントをまずは列挙していきたいと思います。

- 髪の毛(色も含めて)
- 不精ひげ
- 白衣・ケーシースタイルなど医師として適当な衣装か(後述します)
- 爪
- 靴(かかとを踏んでいないか，汚れていないか，など)
- におい(体臭は論外のこと，過度の香水などもやめておいたほうが無難)
- アクセサリー類(やはり過度なものは避けるべき)

ざっと挙げましたが，いずれも特殊な心構えをしましょうと言っているわけではありませんよね。皆さんが医師を普通に想像した際に思い描く，ステレオタイプ的な医師像になりきるような風貌に近づけていったほうが無難だということです。

いいや，私は，他の医師と違うことをしたい!!　それが個性でしょう!!　と思いますか？　冒険心は大いに結構ですが，違うことをしたいなら，ファッションや見た目以外で差別化やこだわりを持ったほうがよさそうなのです。なぜでしょうか？

白衣は清潔を保つために着るに非ず？ ユニフォームの効用

　われわれ医師は病院で白衣やケーシーなどを着て診療にあたります。白衣やケーシーが清潔を保つために身につけているものであるならば，毎日洗濯しないといけないわけですが，特に白衣などは，毎日は洗濯しませんよね？（している方がいたらすみません。そのほうが本来はより好ましいのですが…）

　われわれはそれほど清潔でない白衣であってもいわゆるユニフォーム感覚で当たり前のように着て日常診療に臨んでいます。

　衛生的な観点からみれば，これは100％誤りであって白衣の効果などないに等しい（むしろ毎日洗濯をしている普段着で診療していたほうがはるかにまし）わけですが，衛生的でない白衣であったとしても，身につけて医療面接にあたったほうがよいといえます。実は白衣によって，われわれは知らず知らずのうちに重要な心理学的効果を享受しているからです。

 ## 属性推論とユニフォーム効果

　社会心理学では，人が初めて会う人の人間性を認識するために，属性推論と呼ばれる効果によってそのあらましを無意識に判断するといわれています。

　属性推論とは，初見で会う人同士は，他者がどのような内的特徴を持っているのかわからないため，それを類推するためにその人の行動や発言からその人となりを慮ることなのですが，属性推論には大きく分けてカテゴリー依存処理とピースミール処理があります。

　カテゴリー依存処理では，対象人物を特定の集団（カテゴリー）の一員とみなし，その集団と結びついている知識や感情に基づいて印象を形成します。この処理は，自動的な処理で，認知的負担が少なく，時間や心的労力を必要としないと考えられており，Fiske & Neuberg（1990）が提唱したモデルによれば，それほど親しくない間柄においては，このカテゴリー依存処理による認知が優先されると

いわれています。
　これを医療面接のシチュエーションに当てはめれば，患者は医師に対してカテゴリー依存処理を持って認識するということになります。

　よほど病院嫌いの人でもない限りは，医師という職業に対してはポジティブなものとして事前印象が形成されている場合が多いでしょうし，また医師＝白衣という認識も社会通念上確立されているわけですから，白衣を着ている＝医師＝ポジティブで信頼できるカテゴリーにいる人なんだなという，カテゴリー依存処理が，患者からみれば，なされやすいわけです。

　これを鑑みれば，前述した白衣以外の見た目やにおいに関する要素に関しても，医師という社会通念像からそれほど乖離しないものであったほうが有利（患者のカテゴリー依存処理の妨げにならない）といえるわけです。
　医師でない一般人である患者から，「この人医者っぽくないかも？」と思われてしまうような風体だと，それだけで上記のようなメリットは享受されないと思ったほうがよいかもしれません。

　ついでに述べると，ピースミール処理は，相手の特徴を示す断片的な情報を一つひとつ吟味しながら，印象を形成していく認知方法です。何度も会ううちにその人の人となりがわかってきて，第一印象はダメだったけど実はいいやつじゃん，逆に第一印象はいい人そうだったのになんだかなあ…というのは社会でもよく経験されることですよね？
　われわれ医師は医療面接にたくさんの時間を取っていますが，1人の患者の視点からみれば，それほど多い時間ではないわけで，心理学的には，われわれは患者からある一定の時間は上述したカテゴリー依存処理に立脚された認知によって判断される状態にあるともいえます。
　つまり別にイケメン，美女である必要はないのです。この理論から鑑みても，社会通念上ステレオタイプな医師像から外れない衣装のほうが，医療面接上は有利であるといえるのです。

　最後に，本章でまとめたポイントに気をつけたモデルケースを提示します。

(((モデルケースに適応してみよう)))

> **診察に至る背景設定**
>
> 患者は56歳男性，山口武雄（仮名）さんです．半年くらい前から喉の違和感を常時感じるようになり，食事をとると詰まったような感覚が増悪する感じがして徐々に食が細くなってきました．近医内科・耳鼻科クリニックにて上部消化管内視鏡や喉頭ファイバーが行われ，特に異常がないという説明を受けましたが，納得できず同クリニックからの紹介状を持参の上で300床程度の病床を持つ総合病院消化器内科を受診されました．
> （紹介状内容は冒頭の内容参照）

[医師]「次の方，山口さんどうぞ」

―― 患者，心配そうな表情を浮かべて来室．

[患者]「はい，すいません．あの…紹介状はみていただきましたでしょうか？」

[医師]「**はい，だいたい概略は．喉が詰まったような感じが続くということで？**」

[患者]「はい，そうなんです．もうかれこれ半年近くになるんです．喉のあたりが詰まった感じが続いてしまって…それで，近くの消化器内科とか，耳鼻科でファイバーなどを使って調べてもらったんですが，どこも異常がないと言われてしまって」

[医師]「**ほう，異常がないと言われたんですね．それでもまだ心配なことがおありになるんですね？**」

[患者]「はい．検査上は異常がないようなんですが，喉の違和感は続くんです．それに，紹介状に記載されているのかどうか知らないですけど，前の病院では気のせいで気分の持ちようだからと言われて．それで精神科なんか勧められたんですよ‼　私も好きでこんなに苦しんでるわけじゃないんです‼　違和感だって本当にあるんですよ．それを一方的に気のせいだって決めつけられたって困るんです．そんな先生じゃ信頼できないし，見逃しもきっとあると思うんですよ．だからまた検査をしてほしい，そ

う思って紹介状を書いてもらってきました。

[医師]「なるほど。喉の違和感が続くから，もう一度検査をしてほしいというご希望なのですねえ…違和感がずっとあるとお辛いですもんね。半年前くらいからと記載がありますが？　だいぶ長くお辛いのですね」

[患者]「はい，ずっと喉に何かこびりついた感じで…辛いというのもありますし，喉が気になって，イライラするんです。それから正確にいうと，半年というか…8か月ですが，ずっと違和感を感じているんです。先生，何とかなりませんか？」

[医師]「なるほど，8か月もねえ。仮に当科で検査をしてみて，もし，これまでの検査同様何も異常がなかったとすると…山口さんはまた，困ってしまいますよね。違和感は続くわけですものねえ。検査も必要なのかもしれませんが，どちらかというと，違和感を取ってほしい，そんなご希望でいらしたんですね？」

[患者]「はい，そうです。違和感を取ってくれるなら検査は別にいいですけど…」

[医師]「そうですか。わかりました。それでは一緒に最適な方法を考えていきましょうね。それから，先ほど前の医療機関で精神科を紹介されたとお聞きしましたが？」

[患者]「はい，全くひどい話です。別にこの感じは気のせいとか，そういう問題ではないんですがねえ」

[医師]「なるほど。精神科を勧められれば，気のせいだというニュアンスを感じてしまいますものね…」

[患者]「はい，ひどいと思いますよね？　先生」

[医師]「うん，気のせいだと決めつけたのなら，ひどいと思いますよ。ただ，これは山口さんに当てはまることなのかはわからないのですが…一般的にいって，喉の違和感を持続して感じていて，検査を繰り返しても異常が見つからない方のなかには，少なからず心を安定化させるお薬などを治療薬として用いると，効果がてきめんに現れる患者さんもいるんですよねえ…そういった意味で前の先生も勧めてくれたんじゃないですかね？」

[患者]「そうなんですか？　…私には，そのようには受け取れませんでしたけど？」

モデルケースに適応してみよう

[医師]「なるほど。そう山口さんが受け取れなかったのであれば，少し伝え方が不器用だったのかもわかりませんが…とにかく，何度も異常なしという検査結果が出ているのであれば，私も，まずはそういった薬を試すなり，これまでと別のアプローチを考えてもいいのでは？　と医師としては伝えちゃうかもしれないですね。山口さんのお辛さを早めに取ることを第一に考えればね」

[患者]「そうですか。先生がそういうならそういうものなんですかね…。じゃあ私はどうすればいいですかね，そういった科にこれまで縁はなかったわけですが…」

[医師]「そうですね，ご希望であれば，まずは私が信頼できるメンタルケアの先生に紹介状をお書きしましょう。そして，そのような治療を受けてもあまり改善が図られなければ，改めて，当科でも再検査をしてみましょうか？　そういう段取りではどうでしょう？」

[患者]「はい，それなら何となく安心です。じゃあ紹介状お願いします」

[医師]「そうですか。じゃあ記載するのでもうしばらくお待ちくださいね」

[患者]「はい，ありがとうございました」

明日の医療面接のために！

- 傾聴の本質は受容的態度の継続にある
- 医師は患者に受容的であり続けることが難しいポジションにある
- 身だしなみはステレオタイプな医師像から外れないように気をつけるべし

第9章

緩和領域の
コミュニケーションの特殊性

診察に至る背景設定(患者)

患者は 76 歳男性，沢村武雄(仮名)さんです。郵便局職員として 65 歳まで働き，リタイヤ後は妻・息子夫婦とともに暮らしています。これまで特に既往なく，健康診断でも問題なかったとのことですが，昨年頃から体調がすぐれず，5 か月前に近医にて検査を施行したところ，膵臓がんの疑いありとのことで 500 床を有するがん診療連携拠点病院に紹介されました。諸検査を施行したところ，多発肝転移・肺転移も発見されたため，手術は行わない方針が医師と話し合われ，これまでに 2nd line の化学療法まで行われましたが反応に乏しい結果で推移しています。1 週間前から外来で処方していたトラムセット® でも改善しない腹痛が持続するようになったことから，同院消化器内科に入院し症状コントロールを図ることとなりました。沢村さん自身は告知をされており，疾病自体も理解しているつもりですが，これまで治療として行っていた化学療法は嘔気が強く，あまり効果がなかったことから，できれば苦しくない治療をメインに行ってほしいと考えています。

診察に至る背景設定(医師)

私立大学卒，卒後 5 年目，30 歳の女性医師です。緩和ケア研修会もエンドユーザーとして 2 年前に修了済みで，これまでにも膵臓がんに限らず，がんのいわゆるターミナルの患者の告知を含めた対応を 20 例近くは経験しています。
緩和ケア領域の患者および家族の要望はさまざまなので，いつまでたっても対応には苦慮すると感じています。沢村さんは後輩の医師を指導しながら診る初めての症例のため，これまでに得てきた経験を上手く発揮して手本とならなくてはと意気込んでいます。

モデルケース

―― 昼下がりの病棟にて，医師が後輩医師を連れて，個室の患者病室に来室。

ベッドサイドには患者の妻が見舞いに来ている。

[医師]「沢村さん，こんにちは。入院して3日ですがいかがですか？」
[患者]「はい，おかげさまで先生。前よりは痛みはないんですよ。入院してから痛み止めを変えてもらいましたよね…確かオキシコンチンとかいいましたっけ？」
[医師]「はい。そうですね。少し効いてくれればと思って処方しましたが，効果があってよかったですね」
[患者]「はい，まだ痛いことは痛いんですけど，じっとしていればそんなにひどくはなくなりました」
[医師]「ええと，沢村さん，それで今日お話ししたいのは今後の治療方針についてなのですが，よろしいですか？」
[患者]「はい，治療についてですね。何でしょうか？」
[医師]「はい，実はご提案なんですが，これまでは，あまり芳しい効果が上がってはいませんでしたが，また抗がん剤をやってみたほうがいいのではないかと考えているんです。沢村さんの病状としてもまだまだあきらめる段階ではないと思うんです。これまでに使っていない抗がん剤も何種類かありますし…。できればそれを今回入院中に使用してみて，病状の根本的な改善が図れればと思うんですが…」

―― 患者は妻と顔を見合わせ困惑した表情を浮かべる。
　　 医師は，その雰囲気を感じとり，再度質問を投げかける。

[医師]「ええと，気が進みませんか？」
[患者]「いやあ，先生，これまでにもいろいろ使ってきたけどあんまり変わりなかったから。それに私，抗がん剤の副作用が強く出てしまう体質ですし。あまりそういうのはもう使いたくないなって，なるべく楽な治療で…そう思ってるんですよ」
[医師]「そうですか。でもですね，次に使う薬がもしも効果的であれば，今回入院したきっかけになった痛みにも効果があると思いますし，何よりまだ

まだ病気と闘えるって思うんですよ。あきらめてしまうのはもったいないじゃないですか」

[患者]「いやあ，これまで先生にはよくしてもらったんですけど，今度ばっかりは，あんまり気のりがしないんですよね。うちの妻とも話をしたんですがね，これからは緩和治療っていうんですか？ そんなものを主体にしてやってもらえたらって思って…」

[医師]「なるほど。緩和や症状コントロールもこれまでどおり，いやこれまで以上にもちろん行おうとは思うんですが，別に緩和治療と並行して抗がん剤治療を行っても悪いことはないんですよ。もちろん，効果としてはやってみないとわからないと思うんですが」

[患者]「はあ…。でもやっぱり気のりしないです…すいませんけど…」

[医師]「そうですか。奥さんとしてはどうですか？」

[患者の妻]「そうですね。もし完全に治る治療だっていうんなら，頑張ってやってみようよって私も勧めると思うんですけど，先生，そこまでは効果があるかわからないんでしょ？ もしそんなに目立って変わりないんであればねえ。私もこれまでの抗がん剤治療で苦しい思いをしている主人をみていますから…。でも先生，やっぱり受けたほうがいいんでしょうか？」

[医師]「そうですねえ，うちの病院は一応がん診療連携拠点病院ですから，積極的に治療できる設備が整っているんです。もちろん，効果はやってみないとわからないので保証はできませんが，まだ可能性がある患者さんには医師としては全例お勧めしているんですね。もし，積極的な治療を受けるおつもりがなければ，当科としては，何もすることがなくなりますから，緩和主体の治療に専念できる病院へご紹介申し上げるということになってしまうんです」

[患者]「ええ？ 何ですか？ それ…それは別の病院に移りなさいっていうことですか？ この病院で緩和治療を受け続けることはできないんですか？」

[医師]「緩和治療を受けることはできるんですが，ずっとそのためだけに入院を継続するのは難しいというお話ですね。当院の性質としては，積極的な治療を主に行う病院ですから」

[患者]「はあ。でも今返事をするというのは…少しお時間をいただけませんか？」

[医師]「もちろんです．重要な話ですから，即断していただかなくても大丈夫ですが…また後日まいりますので，考えておいてくださいね」

[患者][患者の妻]「はい，わかりました」

―― 患者とその妻は「抗がん剤治療を受けないと別の病院に転院させられてしまう，医師に見捨てられてしまうのでは？」という解釈に至り，思い悩んでその日の担当看護師（24歳，女性）に相談します．

看護師は「そういう意味で先生は言ったのではないと思いますよ」と患者をフォローしつつも，これまでも化学療法の副作用で散々辛い思いをしてきた沢村さんを入院の度に看護してきたこともあって医師に対して「もう少し，物の言い方に配慮できなかったのか」と強い憤りを覚えます．

―― 明朝，申し送り．ナースステーションにて．

[看護師]「先生!! 沢村さんのことについてですけど，ちょっといいですか？」

―― 医師は看護師のただことでないような表情に，一瞬怯みますが，医師としての威厳を保とうと，冷静を装います．

[医師]「はい，何でしょう」

[看護師]「先生が昨日，患者さんに話をされてから，ご夫婦ともにもう，この病院にはいられないんじゃないか，見捨てられてしまうんじゃないかってだいぶ心配されていたんです．先生，どのようにお話されたんですか？」

[医師]「ええと，確か…化学療法をあきらめずにやりましょう，そうでないと，うちの科としては，何もすることがなくなるし，緩和ケア専門の病院に紹介するかもしれないと伝えましたけど．緩和医療だけではうちの病院で入院継続って難しいですからねえ」

[看護師]「何もすることがないって…そんな言い方したんですか!! 沢村さん，ご夫婦ともども，病室で泣かれていたんですよ!! 化学療法を継続しないと，うちで診られないっていいますけど，あんな状態で化学療法を継続するって医学的にみて妥当なんですか？」

―― 医師は，看護師が自分の決定した治療方針に異議申し立てをしていると感じ，面白くありません。

[医師]「妥当か妥当じゃないかは，やってみないとわからないですね。患者の生命予後を改善させるのが医師の使命ですから」

[看護師]「でも，そういう患者の意思を無視したような強要って健全な医療ではないと思いますけど!! 緩和医療しかやらないと，入院継続は難しいっていいますけど，この前，○△先生が受け持っていた患者さんも，緩和治療だけでしばらく入院していたじゃないですか？ がんが進行して落ち込んでいる患者さんに『もううちでは診られない』なんてことをストレートに言うなんて，配慮が足りないと思います。沢村さん，これまで十分がんの治療を頑張ってこられたじゃないですか？ 化学療法をしないから，すぐに退院してくださいというのはひどいと思いますけど。もう少し，間をおいてから，考える時間を与えてからでもいいんじゃないですか？」

―― 医師は看護師が，当該患者に必要以上に入れ込んでいることに対して，かなり当惑するとともに，どのように説明すれば納得してもらえるのかわからなくなりますが，後輩医師が傍で聞いている手前，何か言い返さなければならないと思い，つい強い口調になります。

[医師]「そうはいっても，もしも次の化学療法が著効したならば，もっと沢村さんは生きられるんですよ!! 今の沢村さんの身体状態であれば，ぎりぎりですけど，追加の化学療法は検討できるんです!! 来月になったら，それこそ手遅れになるかもしれないんです!! その可能性がわずかであっても，追求するのが医師の務めですから。あなたは，看護師だからわからないんじゃないの？ それじゃ，ここで治療中止して，患者がすぐに死んだら，あなた責任とれるんですか？」

[看護師]「私はそんなことが言いたいんじゃありません!! もっと沢村さんの話を聴いてあげてほしい…って…もっと言い方があったんじゃ…そう思っただけです」

――― 医師・看護師双方が女性であったことも影響したのか，感情的な言い合いになってしまいました。看護師は涙ぐみ，かなりナースステーションの雰囲気が悪くなっています。

看護師や同僚の医師も仲裁できず，遠巻きに眺めたり，聞こえないふりを装うだけです。

《《《》》》

　いかがだったでしょうか？　緩和ケア領域は，がんの告知（いわゆるバッドニュースの伝え方）から看取り周辺の対応に至るまで，医師患者コミュニケーションのすべての要素が凝縮されているといっても過言ではなく，難易度としてもこれまで整理してきた知識・スキルの応用的な側面が強いです。

　本書では，緩和ケアコミュニケーションで，どの本でも取り上げているがんの告知の作法や生命予後の見通しの告知の方法，難治症状に対して鎮静を行うかどうかの対応法などについては，あえて触れません（ただ，これまで本書でまとめてきた注意点・スキルを使用すれば事足りることがほとんどです）。

　詳しく知りたい方は，成書を参照いただくか，モデルケース医師も受講している緩和ケア講習会（全国各地のがん診療連携拠点病院などにて最低でも年に1回は開催されている）に参加していただければと思います。

　本章は，このモデルケースのように，医学的に厳しい場面の告知などに際しての気遣いについて，学んだはずの医師でさえも陥りがちな緩和ケア領域のコミュニケーションの特殊性と注意すべきポイントについて整理していきたいと思います。

緩和ケア領域の特殊性1：患者の生命予後延長が主たる目的ではない

　われわれ医師は，通常の医療面接においては，担当患者の愁訴が取れるようにアドバイスし，健康を保持するように介入し，それらの積み重ねの結果として生命予後の延長を図ることに主眼をおいて診療にあたっています。

緩和ケア領域の患者においても愁訴が改善するように計らい，なるべく患者のQOL が向上するように診療しますが，緩和ケアが必要なケースにおいては，患者を苦しめる疾病（ほとんど悪性腫瘍ですが）の根本的な治癒を目指す手段を，われわれは残念ながら患者に提示することはできません。

　それゆえに，医師の職責として不全感が慢性的に漂うことになります。

　真面目な医師であればあるほど治癒まではいかないが，何かできることがあるのではないかと思い悩み，結果として必要性の薄い，あるいは効果の薄いことが予想される治療（例えば化学療法など）を繰り返していく傾向になるわけです。

　もちろん患者・あるいはその家族が一致した意見のもとに，できる限り当該疾患に対しての治療を継続してほしいという希望があるのであれば，それも理にかなった方針でしょうが，緩和ケア領域では，必ずしもそうではないケースも散見されるわけです。

1) 緩和ケア領域では，患者側と医師側の方針に乖離が起きやすい

　本書の第1章（⇒1頁）では，患者と医師の解釈モデルの乖離を埋める作業が医療面接で意識すべきポイントであると述べました。緩和ケア領域においては，通常の診療時よりも医師患者間のギャップはさらに強まる傾向にあって，これを意識して診療にあたらないと，容易にコミュニケーショントラブルを起こす可能性が高いことを念頭において，診療をしていかなくてはなりません。

　例えば，悪性腫瘍末期の患者に化学療法を施行して反応をみるのはどこまでのステージにすべきか，どこまでの全身状態まで許容されるかというのは，ある程度のガイドラインはあるかもしれませんが，なかなかクリアカットにはいかない問題であるわけです。

　そのような曖昧な状態にある場合であれば，なおさら，いったんは患者のための医療，患者あっての治療方針，という大原則に立ち返る必要があるといえます。患者の健康を追求するという通常の医療の目標が目指せないのであれば，われわれは，通常の診察場面よりも，患者の希望をよりふまえたうえでの治療方針となるように，配慮する必要があるといえるでしょう。詳細なデータが提示されているわけではないので，モデルケースに必ずしも該当するかはわかりませんが，患者・患者家族が積極的に希望していない以上は，医師が勧める化学療法の

必要性自体を再考すべき症例なのかもしれません。このように緩和ケア領域においては，患者・患者家族の要望と異なる治療方針を提案する場合には，通常診療の方針決定以上に，もう一度内省する癖をつける必要がありましょう。

緩和ケア領域の特殊性2：
患者の希望と家族の希望が乖離することも多い

　上記でも述べたように，緩和ケア領域では医師患者間のギャップが強まる傾向にあるわけですが，興味深いことに，患者が望む治療方針と患者の家族が希望する治療方針もしばしば乖離します。

　通常の診療においては，よほど特殊なケースを除いて患者とその家族の望む医療の方針にギャップは生じないのですが，緩和領域では，これが稀ならず生じるのです。これも緩和ケア領域の特殊性として挙げられる特徴であって，われわれ医師が留意しなければならない点です。

　具体例を挙げれば，患者自身はもっと鎮痛薬の量を増やしてほしい，もっと鎮静をかけてほしい…など，自身の愁訴の改善を訴えるのに対して，患者の家族の意見としては，薬剤を使用しすぎると，会話が難しくなるから止めてほしいなどと要求する場合などです。

　通常の診療であれば，患者が認知症であったり，特殊な精神疾患患者であったり，未成年であったり…など，意思・判断能力に疑問符が付く場合を除いては，患者の希望が原則として優先されるわけですが，緩和医療は「残された家族の意向も尊重する医療である」という特徴もあるので，われわれ医師としては，落としどころが難しくなるわけです。

　自験例を一つ挙げます。胃がんの腹膜播種，いわゆる終末期で，症状コントロール以外の治療は望めない全身状態の患者がいました。患者自身は，緩和治療のみを希望しているにもかかわらず，その家族全員が，積極的な追加化学療法を希望され，「患者に負けるな，頑張れと言ってやってくれ，もっと追加の治療を受けるように説得してやってくれ」と私に口を揃えて強く要望し続けるようなこ

とがありました。

　患者の意思と医学的な常識を考えれば，症状コントロールのみで，少ない時間をより QOL を高める方針を迷わず選択するところなのですが，完全に家族の意向を無視すると，患者が死亡した後に，「どうして希望を聞いてくれなかったのか」と，こちらの医療の不備を責められるかもしれません。その家族には，やや好訴的な雰囲気を感じとったこともあって，下手をすると医事紛争にまで至りかねないリスクも頭をよぎり，深慮しなければならない症例でありました。

　上記症例のように，いくら患者の意向に沿って緩和医療のゴール（安らかな死）を迎えさせてあげたとしても，言葉は悪いですが，「死人に口なし」なわけですから，「その方針でよかったのだ」と，われわれ医師を弁護をしてくれる人間はすでにこの世にいません。

　患者と患者家族の意向に乖離がみられる場合は，少なからず注意しなければならない（患者家族の意向の比重が通常のケースより増加している）のが緩和医療の特徴であり，その特殊性なのです。

緩和ケア領域の特殊性 3：死生観や宗教的な側面が入り込みやすい

　緩和ケア領域にかかわらず，そもそも医療機関は，患者が日常的に死亡転帰を辿る場所なわけですが，通常の診療（特に救急など）においては，経過は比較的急性で，なおかつ死亡転帰があらかじめ決まっているわけでもありません。そのため，患者ならびにその家族の死生観や宗教的な考えが入り込む時間的余裕がないことがほとんどであり，われわれ医師もそうした考えに配慮しなくてもすみます。

　しかし，緩和ケア領域ではそうではありません。「死」に直面していながらも，そこに至るまでの時間については亜急性〜慢性の経過を経る（場合によっては半年〜1 年程度）ことがほとんどですから，患者や患者家族の宗教性や人生観などが色濃く反映される時間的余裕があるわけです。

　これも緩和ケア領域の特殊性といえましょう。患者が死亡することも当たり前

の医療機関ですが，患者がそう遠くない将来死亡するであろうことは，やはり，心理的には，患者・医療従事者ともに，特殊な意味合いを持つわけです。

いわゆるスピリチュアルペインと総称されるこの手の悩みは，この特殊性を背景として発生します。スピリチュアルペインは一口に正解など出せない問題であることも多いのですが，通常の医療場面において，われわれ医師は対処が困難であるにもかかわらず，医療チームのリーダーとして解決策を模索する役回りを強いられることも，当然あります。

医師が宗教家の役割を担うのは難しいと言えますが，困難なプロブレムはすべて医師に解決してもらうという医療文化が根づいている日本では仕方ありません。これもコミュニケーション上としては緩和ケア領域が特殊な点の一つといえるでしょう。

緩和ケア領域の特殊性4：医師以外のメディカルスタッフの感情にも，より配慮が必要

本書では患者の心情に配慮して，あるいはその傾向を事前に把握して戦略的に医療面接を構築するスキルについてまとめてきました。

通常の医療面接においては，看護師を含めたその他のメディカルスタッフとのコミュニケーションについては，患者ほど気をつかわなくてもよいのですが，緩和ケア領域の患者を処遇する際には，同時に医師以外のスタッフに対しての対応にも注意を払わなければならない頻度が，格段に増加するのも特殊な点でしょう。

詳しくは，コラム8(→178頁)を参照いただければと思いますが，特に患者の人生の終末・死を扱う緩和ケア領域においては，患者あるいはその家族と知らず知らずのうちに心理的な距離が近くなりすぎる，またはその逆に，心理的にわざと遠ざけてしまうなど，医療従事者の心理に極端な反応が生じやすいことがさまざまな統計調査から明らかになっています。

医師がその当事者になってしまう場合ももちろんあるのですが，看護師など医師以外の医療スタッフにそのような徴候が見て取れる場合には，医療のリーダー

たる医師は，患者のみならず，緩和医療にかかわるメディカルスタッフの感情にも配慮しなければ，チーム医療が上手く回っていきません。これも緩和医療領域の特殊性の一つです。

　ちなみに冒頭のモデルケースの看護師も，この傾向があったようです。モデルケースでは，当該医師が，看護師のこうした心理状態に対しての配慮が足りなかったことも手伝って，看護師と言い争いのようになってしまったのでした。
　看護師は同僚であって患者ではありませんから，患者を扱うかのように医師がその心情に配慮するというのもおかしな話かもしれませんが，医療チームのリーダーとしての職責の延長と考えれば，メディカルスタッフのこともケアをしてしかるべきだということです。

　これまで，緩和ケア領域の特殊性について主に4つのカテゴリーを示して整理してきました。上記特殊性を常に留意して診療にあたることが，緩和ケア領域のコミュニケーションを円滑に成立させるための必要条件だと思いますが，必要十分条件にあたるようなスキルは存在しません。
　緩和ケア領域は症例ごとの個別性・バリエーションがあまりに強いため，「これをしておけば緩和ケア領域では問題ない」というような言い回しや心理学的な方略などを見つけるのは困難であるというのがその理由ですが，だからと言って緩和ケア領域のコミュニケーションについて，必要以上に構える必要はありません。
　これまで本書で述べてきたスキルをより注意深く・丁寧に，患者のみならず，家族，場合によっては，その他のメディカルスタッフにも対象範囲を広げて積極的に使用することを基本線として，本章でまとめたコミュニケーション上の特殊性も意識すれば，それがすなわち緩和ケア領域における円滑なコミュニケーションスキルということに他なりません。

明日の医療面接のために！

- **緩和ケア領域のコミュニケーションは，その特殊性に留意すべし**
  - 患者の生命予後延長が主たる目的ではないことに注意
  - 患者の希望と家族の希望が乖離する頻度が増加する傾向にある
  - 患者の死生観や宗教的な側面が入り込みやすいことに注意
  - 緩和ケアに関与する医師以外のメディカルスタッフの感情にも，より配慮が必要

コラム 8　看護師・薬剤師と上手く付き合うために

　チーム医療という言葉が当たり前のようになって久しい現代医療環境ですが，われわれ医師はそのなかでも圧倒的な責任と判断力を求められる場合が多く，必然的にチームのリーダーとして振る舞い，看護師や薬剤師をはじめとしたその他のコメディカルスタッフとも密にコミュニケーションを取らなければならない場面が多いと思います。

　本書では，「患者」とのコミュニケーションの能力向上のためにはどのようなことに気をつければいいのか，その方法を言語・スキル化して述べることに注力してきました。
　通常の医学教育では，それらのスキルは系統立てて教えられてきていないものであることも記載しましたが，看護師・薬剤師などのコメディカルスタッフと上手く付き合う方法は，なおさらのこと，大学で教えてもらう機会などなく，臨床を行っていきながら，自然に学んでいくことしかできないのが現状なのではないでしょうか。

　もちろん，コメディカルスタッフとの職務上のコミュニケーションを成立させる要素に思いを巡らせれば，最も影響される要素はそれぞれの対象のパーソナリティですし，コミュニケーションには，医療機関の規模や職場の雰囲気，地域性…などの背景因子も色濃く関与するわけで，とても一概には言えないことなど百も承知なのですが，対象「職種」ごとの傾向というものはあるのではないかと思っています。
　そしてこれを，われわれが事前に頭に入れておけば，感情の行き違いのリスクも減るのではないでしょうか？　ここでは，われわれ医師が最も密に関与するコメディカルスタッフである，看護師・薬剤師とコミュニケーションを取る際に，上手くいかない場合にはどのような傾向があるのか，全くの私見である

とおことわりのうえで，少しまとめておきたいと思います。

患者を巡る，看護師と医師とのコミュニケーショントラブルの共通傾向
　看護師は，医療環境の中においては，最も患者に寄り添う立ち位置です。
　看護処置・介護処置を通じて，実際に患者の温もりを継続的に感じるわけですし，患者家族からみて，医師よりは些細な愚痴めいたことも言いやすい職種でしょうから，より患者あるいは患者家族周辺のプライベートな情報についても聴取しやすい立場にあるといえると思います。看護師が医師と医療を推進するうえでコミュニケーショントラブルになる場合は，看護師が患者側の立場に近しくなりすぎてしまったがゆえの結果(患者のことを代弁しすぎるがゆえの結果)という傾向があるようです。
　もう少し異なった表現をするなら，看護師は，患者のナラティブな側面を重視しすぎて，医学のサイエンスの部分を重視する医師と対立するといったところでしょうか？

　第11章(⇒203頁)でも述べますが，患者あるいはその家族と距離が近くなりすぎると，自分以外のスタッフに陰性感情を持ったり，攻撃的になることがあります。
　本章のモデルケースの看護師もそうでしたが，そこまでひどい状態にまで至らずとも，われわれ医師が医学的にみて，治療のために必要なことであると判断した内容に対して，患者が拒否的に振る舞った場合，心理的に近しくなりすぎている看護師は，患者になり変わってわれわれに抵抗を示すような行動に出るわけです。
　これは心理学的な力動からも説明しうる行動なのですが，そのような心理となった当該スタッフは無意識(あるいは意識していてもそれは，患者のためだ

と信じて疑わない)であることが普通です。

　こういった傾向があることを知らないと，医師としては慌てますし，即座に感情論にまで発展して険悪な雰囲気にもなろうものですが，事前に「看護師は，職業上，患者の立場に寄り添いすぎる可能性のある職種である」ことを意識していれば，それほど傷口は広がらずにすみます。

　このようなことは日常臨床では稀ならず起きている心理反応であって，特に緩和ケア領域で多いことは前述したとおりです。

　チームリーダーたる医師が，そのような看護師と円滑に仕事をするためにはコミュニケーションに一工夫が必要ということになります。

心理的に患者と近しくなりすぎた看護師には，患者同様，受容的に接してみる

　個人的には，看護師は，職業上，患者の立場に寄り添いすぎる可能性のある職種であることを常に意識していますし，それをネガティブにはとらえず「そのくらいのほうがよい看護ができるよね，ありがとう」くらいのスタンスで受容するように心掛けています。

　そして，「患者と心理的に近しくなりすぎている」徴候がみられた際には，当該看護師自身も「患者」ほどにではありませんが，「患者の身内」くらいの認識を持って，看護師の言い分を否定せず，支持的受容的に接する(意識的に傾聴する)ことに配慮しています。

　そして，「言いたいことはよくわかった。参考にするけど，医学(サイエンス)としては，こういう選択肢もあるんだよね。難しい問題ですね。何とかして上手い方向に持っていけるといいね」と結び，①看護師も医師もどちらも悪いわけではないこと，②患者のためにどちらも頑張っている，疾病に立ち向かう共通の同志であること，③悪いのは「患者を苦しめる疾病と現在の環境にある」ことをやんわりと伝えるようにしています。

本来であれば，当該看護師が患者と正しい心理的距離がとれなくなったこと自体が問題なわけで，ましてや陰性感情をその他のスタッフに向けること自体がプロフェッショナルとして不適格だと指摘したくもなりますが，そんなことを冷静に言っても火に油を注ぐだけです。

　患者と上手く距離をとれなくなってしまった看護師に対するケアについても包括的に行うのが医師の務めと割り切ったほうが，結果として患者の利益にもつながるのです。

患者を巡る，薬剤師と医師とのコミュニケーショントラブルの共通傾向

　対して薬剤師は，看護師のケースとは真逆な問題によって，医師とコミュニケーショントラブルを起こすことがあります。

　広く公開されている薬剤の DI 情報や投薬後の患者の採血データなどの客観的な指標を重視するあまり，患者という人間またはその家族含めての臨床とはかけ離れた原理原則や情報を押し付ける，いわば机上のデータのみを医師に押し付けようとすることで，コミュニケーショントラブルを起こす傾向にあるといえます。

　看護師のように患者の立場に立ちすぎるあまり，ナラティブにしか物事を考えられなくなるのと逆で，薬剤師は，医師よりもサイエンスに立脚した立場を推進しようとするあまり，医師とコミュニケーションが図れなくなるといったところでしょうか。

　そもそも法的には，薬剤師は，① 医師が薬剤に対して説明した場合，足りないことがあればそれを補完する，② 調剤して，薬を患者に交付することは，医師の補助をしているものではなく薬剤師独自で完結しうる行為である，とされています。そのため特に「薬剤」のことに関しては，医師よりも詳細を知っていると自負している薬剤師は少なくないと思いますし，実際「薬剤」という化合物に関して言えば，医師よりも詳しいのが実情だと思います。

しかし,「薬剤」は,患者に投薬して初めて意味をなします。

　薬剤師は薬剤そのものについては,学問上は詳しいわけですが,その投薬対象たる患者そのものに対しては,無頓着な傾向にあるかもしれません。

　そして,薬剤師自身は,こうした傾向があるために,ややもすると,実臨床と乖離したアドバイスを医師に与えてしまいがちであるという自覚に乏しいことがままあります。

　われわれ医師は,患者のパーソナリティや家族の要望,社会的環境,その他患者に付随するさまざまなことを加味して総合的に患者に薬剤を処方しています。決して薬剤の効果や半減期,副作用や有害事象,投与後の採血データの移り変わりなどの,即物的な要素のみから判断しているわけではありません。

　薬剤師は,医師が患者とコミュニケーションを積み重ねて獲得したそれらの情報を考慮せずに,医師に対して薬剤情報提供を「科学的に」行いすぎるきらいがあるのです。

　純粋に薬の物質特性としての情報のみが問題となるのであれば,それだけで上手くいくのですが,患者あっての薬ですから,物質特性のみが問題となるばかりが実臨床ではありません。

　患者のナラティブな側面を軽視すればするほど,臨床上実態に即していないアドバイスになる確率が高くなります。そしてその一部が医師とのコミュニケーショントラブルを引き起こすわけです。

　自験例を述べれば,認知機能に不確かなところがあることを家族が懸念していることもあり,内服アドヒアランス向上のために,あえて1日1回投与としている薬剤を,DI情報上は1日2回しか認められていない薬なので,修正してくださいとの指摘を受ける…片頭痛の予防投薬として,少量のバルプロ酸を処方していて,血中濃度上は測定下限程度しか保てていない薬剤量ながらも,それを中止すると片頭痛の発作頻度が有意に増える患者に対して,薬剤血

中濃度としては意味がないレベルなので，中止するように医師に申し入れるべきだと指摘する…などです。

　患者の社会的な状況やこれまでの経過などを無視した，処方の変更を半ば強制してくるような薬剤師に対しては，十分にそのデータ至上主義的な意見をサイエンスの一般論として拝聴したうえで，当該患者には必ずしも適応できない理由をやんわりと伝えるのが医療チームのリーダーとしての職責の一部ではないでしょうか。

　患者に寄り添いすぎる看護師，データ・理論のみを重視したがる薬剤師，そのどちらも尊重するように配慮しながら，医師は患者のために，中庸を進みつつ臨床を円滑に進めなくてはならないのです。医師ってなかなか辛い商売ですね。

第10章

コミュニケーションが成立しない患者にはどうしたらいいの？

医療面接の応用例 ①

> **診察に至る背景設定（患者）**
>
> 患者は78歳男性，鈴木次郎(仮名)さんです。65歳で小学校教諭を退職し，特に就労はせず過ごしていました。5年前に妻をがんで亡くし現在は独居ですが，2人の子ども(息子，娘)が自宅近くに暮らしています。今回は数か月前から鮮血便が持続することを自覚し，300床程度の総合病院を受診。精査の結果，直腸がんが発見されました。外来で患者・患者の息子に病名告知のうえで，手術の適応がある旨を説明したところ，了承されたため，入院の運びとなりました。入院当日は，病名告知の際に同席した息子が病院まで送りましたが，仕事の都合から荷物などをおいてすぐに帰り，入院当日は患者1人で病室にいます。

> **診察に至る背景設定（医師）**
>
> 私立大学卒後5年目の30歳男性の医師です。外来で病名告知をした上級医から依頼される形で，病棟で担当医となることとなりました。事前に科全体で行った術前カンファレンスにて術式なども既に決定ずみです。この症例で第一助手3例目ですが，直腸がんの手術は初めての症例です。緊張するとともにやりがいを感じています。

モデルケース

── 手術前々日に入院，明後日は手術当日です。術前検査もすんでいるので，手術までは術前処置が主な内容です。入院後の回診でのやりとりです。

[医師]「はじめまして鈴木さん，この入院中の担当医をさせていただきます」

[患者]「はい，よろしくお願いします。今まであんまり病気にかかったことがないからね，心配だっていうのがありますよね」

[医師]「なるほど，そうですよね。慣れない環境ですから心配ですよね。昨日は

眠れましたか？　緊張していませんか？」

患者「そうですねえ。先生，私ね，寝る前にね，どくだみのね，煎じたやつを毎日飲んでいるんですよ。そうすると，何となく眠れる気がするんですよねえ。それから私，昔小学校の教師やってましてね，そのときは参観日とかね，先生ご存知ですか，そういう日は緊張しちゃって…それよりは緊張してないと思うんですけど」

医師「なるほど。確かに，そういったときよりは緊張しないですかねえ。さっきも聞きましたが昨日はよくお休みになりましたか？」

患者「はい，眠っていたとは思いますよ。でも夜にトイレで何回か起きました。便に相変わらず血が混じっとりましたね。先生，これは治るんですかね」

医師「そうですね。手術をすれば治まると思いますよ。手術はこれまでしたことはありますか？」

患者「ずっと昔にね，あれは…まだうちの連れ合いと結婚するちょうど前くらいだったと思いますけどね。急に腹が痛くなって，しばらく我慢してたんですが，どうにも辛抱しきれなくなって，脂汗流して病院に担ぎこまれたんですよ。うちの連れ合いはだいぶ前に亡くなりましてね，ええと，何かのがんだったということだったんですがねえ，最後は食べれなくなって死んでしまいましてね…私ずっと面倒みたんですけどね…」

──患者は目に涙を浮かべて，自身の妻のことを詳しく語ろうとします。医師はなんとなくこちらが質問したことと会話がかみ合わないことに不安を感じ，念のため，患者の話を中断して，疾病理解について訊ねます。

医師「ちょっとすいません。奥様のことはわかりました。残念でしたね。話は変わって，少し確認したいんですが，鈴木さん，外来でいろいろ説明を受けたと思うんですけど，今回の病気についてはどのように聞いてますか？」

患者「そうねえ。何かこの前，息子と一緒に何やら聞いたけどお任せしますって感じでね。でも先生，今回は手術しないと治らないんですか？　別の方法ってないんですか？　私手術したくないんだけども」

[医師]（ええ？　そこからなの？　よく説明したって外来担当の先生は言ってたんだけどなあ…）

[医師]「ええと，手術するってことで入院してもらったんですよね。サインしましたでしょ？　同意書に？」

[患者]「はあ。そうですねえ。何やら書いたような気がするんだけど。先生，よく覚えてないもんで，もう一度説明してくれませんか？　やっぱり手術受けないと治らないですか？　代わりの治療とかないですか」

——医師は戸惑いながらも，患者をベッドサイドから面談室に連れていき，もう一度丁寧に現在の病状と明後日行う手術の概要について説明します。

術前検査の結果では腫瘍の位置などからみて人工肛門などは造設しなくてもよい術式になると思われるが，場合によっては適応になる可能性もあること，これから入院で行う術前処置，術後辿る一般的な経過やその他のリスクについて手術を選択しない場合の代替治療についても再度説明を行い，計1時間費やしました。

その間，患者はわかっているのかわかっていないのか不明瞭な表情を浮かべながら説明を聞き，途中で何度か質問をしますが，話は概ね横道に逸れる傾向にありました。

[患者]「それじゃあ先生，手術が終わったら人工肛門ってやつになるんかね。それは嫌なんだけど。やっぱり手術じゃなくて，別の治療にしたいと思います。手術をキャンセルしたいんだけど」

[医師]（なんでいまさらそんなこというんだよ。話が違うじゃない!!）

——医師は患者に再度説明を続けますが，いらいらがつい口調に強く出てしまいます。

[医師]「でも，他の治療だと，根治は難しくなってしまうんですよ。今なら転移といって他の場所に腫瘍があるわけでもないですし，十分根治可能な時期なんですよ。それに，今の時期を逃して，やっぱり手術をやりますっていうことになると，それこそ人工肛門をつけないといけなくなってし

まうんですよ？　それでもいいんですか!!　外来で説明を受けてよくわからなければその時質問すればよかったじゃないですか!!　どうして入院してからそんなこというんですか!!」

——患者は困惑した表情を浮かべ，すいません，よくわからなかったもので…と繰り返し泣き出してしまいます。担当医師は外来主治医で今症例の執刀医に経緯を説明したところ，「一緒に説明をした息子に今回の経緯を話し，来院してもらうよう」に指示されます。
2時間後息子が病院に到着し，もう一度ともに説明を行い，ようやく手術をすることに患者本人から納得が得られました。
手術は無事特に合併症なく終了し，術後数日はせん妄状態になりましたが，その他は概ね順調な推移で退院しました。その後，半年程度で鈴木さんは火の不始末からボヤ騒ぎを起こしたことを契機として認知機能低下が疑われることとなり，精神科に紹介，精査の結果アルツハイマー型認知症の疑いが強いとされました。

いかがだったでしょうか？　本書ではこれまで，思考の論理性が保たれていて，疎通が十分とれる患者・家族に対していかにしてコミュニケーションをとるかを述べてきました。

そうした患者・家族がいわゆる普通の患者であって，大多数を占めているわけですが，実際の臨床ではそういう患者・家族ばかりではないことは皆さんも重々おわかりのことと思います。本章からは，ちょっと一筋縄ではいかない症例で，頻度が高いものについて，注意すべきポイントについてまとめていきたいと思います。

1　上手く説明を理解してもらえない
　　〜患者のコミュニケーション能力が低いのでは？

これまで本書で整理してきたコミュニケーションスキルに気をつけているにも

かかわらず，患者が同様の質問を繰り返す，上手く説明が入っていかない…などの場合，こちらの説明に不備があることももちろん考えなくてはならないのですが，実臨床においては患者（あるいは家族）に説明を理解できない何らかの原因があることも多く，そうしたケースであるならば，いち早く気づいておかないとこのモデルケースのように時間ばかりを費やし，医療者側が疲弊を繰り返すことにつながります。

　説明を理解できない，あるいはコミュニケーション能力に問題が生じるであろう具体的な疾患としては，ざっと挙げるだけでも

- 認知症（生涯有病率は少なく見積もっても5～7％程度）
- 統合失調症（生涯有病率は1％程度）
- 気分障害（生涯有病率は4～5％以上）
- 自閉症スペクトラム障害（発達障害）（生涯有病率は2～7％程度）
- 知的障害（精神発達遅滞）（生涯有病率は2％程度）

などがあります。統合失調症の人だって認知症になりますし，発達障害がベースにある人が気分障害を併発することもあるわけですから，単純に足し算できるものではもちろんありませんが，疫学上の頻度として考える限り，患者側に原因があってコミュニケーションがとりづらいケースは決して稀ならず存在することがわかるでしょう。

　そのなかでも，特に難渋するのがモデルケースのように一見すると疎通がとれているようにみえて，実際はそうではないケースです。
　事前情報として既に精神科や心療内科で，上記のような診断がなされていたり，ちょっと話しただけで明らかに疎通がとれない状態であるとわかれば，こちらとしても対策のとりようがあります。しかし，実際の臨床ではすべての患者がクリアカットに疎通の良不良が明示されているわけではなく，話が通じることが前提で来院されるわけです。

2 医師は患者の理解能力には無関心？

　医師は，一般的にいって患者の知性や認知機能，理解力については概して無頓着であると指摘する研究結果が数編あります．Bassらの研究では，プライマリケアでの一般的な外来診療において小学校6年生レベル以下の読解力程度しか身につけていない患者のうちの，およそ90％は，かかりつけ医師にそのことを全く認識されておらず，また特別な配慮もなされず，外来フォローアップを継続されていた(Bass PF 3rd. 2002)と報告をしています．また，婦人科を受診した患者を対象とした調査でも，医療への理解力が乏しい，知的障害や認知機能に問題がある患者のおよそ75％は，主治医からそのことを認識されたり，配慮されることがない状態であった(Lindau ST. 2001)という報告もあるほどです．
　特に身体の治療に焦点を当てて診療にあたっているだけでは，患者が本当に医療を理解できている状態であるのか，コミュニケーションが正常に図れる状態であるのかまでにはわれわれは意識が回らないのだと思います．

　総合病院で精神科を専門に勤務していると，年に10例近くは「患者または家族のコンタクトが奇異なのですが，精神科的な疾患が背景にないでしょうか？　これまで指摘はされていませんが」として相談を受けることがあります．
　この判断は厳密な意味では鑑別は幅広い知識が必要になるので，専門科でないと難しいと思いますので，ここでは記載はしませんが，実際臨床では稀ならず起きているわけです〔とっかかりを学びたい方は，拙著『一般臨床医のためのメンタルな患者の診かた・手堅い初期治療』(2011年，医学書院刊)を参照ください〕．

　本章では，精神科的な診断はとりあえず抜きにして，当該患者のコミュニケーション能力が低いのでは？　と医師がいかにして早く気づくか，その注目するポイントと，いくら説明してもうまく説明が入っていかない場合の実際の対応の仕方について整理していきたいと思います．

3 患者のコミュニケーション能力に疑念を呈するポイント

1）ポイント：こちらが質問したことに対してなかなか答えない，回りくどい，話が逸れる，的外れである

　上記は精神医学的には，迂遠，冗長，連合弛緩，滅裂思考，思考抑制，観念奔逸，注意障害…などなど，症例によってさまざまな専門用語で記載される性質のものです。

　各用語のそれぞれは，医学生のときになんとなく定義を学んだと思いますが，正確に知りたい方は成書を参照ください。非専門医の皆さんからすれば，細かく分類して認識できるものではなく，こちらが投げかけた質問が成立しない，あるいは成立しても時間がかかるという程度でしか認識されないと思います。しかしこの認識は**何となく疎通がおかしい**患者への気づきの第一歩としては非常に重要なのです。

　疎通に時間がかかったり何となくおかしい患者がいたら，こういう質問を投げかけてみて，どのくらい論理的に（回り道せずに）答えられるかな？　というような，言い方は悪いですが，実験者的な視点を持って観察してみることをお勧めします（こうした問答や観察の繰り返しが，実は精神科診察の本質だったりします。その簡易版というわけです）。

　モデルケースを具体例として振り返れば，冒頭で，昨日は眠れましたか？　と医師が訊ねていますが，患者はすんなりと答えず，何となく脇道に逸れた挙句，結局昨日眠れたのかどうかについては答えていません。そして，次の質問でも医師は手術の既往について訊ねますが，いつの間にか亡くなった奥さんの話になってしまっています。

　このように，患者とコミュニケーションを取っていてこちらが質問した内容とかみ合わないなどと感じたら，是非その次の質問では，冷静なる観察者の視点を持っていただき，自分の質問に対して，不自然さなく，すんなりと答えることができるのか確認してみてください。そうした習慣がつくと，この患者には通常の

説明を行って理解できそうかどうかという見通しをあらかじめつけることもそれほど困難でなくなり，結果，モデルケースのような徒労に終わる説明を延々繰り返すリスクが低下していくことにつながるのです。

2) ポイント：常識的に考えて，会話に奇異な内容が混じっている，奇妙なこだわりがある

　これも上記の項目同様，精神医学的には，妄想・幻視・幻聴・強迫観念などなどさまざまな症候のいずれでも生じうるものです。非専門医である皆さんは，常識的に考えて少しでも奇妙なことを述べていることに気がついたら，「なんか変わった人だなあ」と思うだけで終わるのではなくて，その段階でひょっとしたらこの患者はコミュニケーションが正常に取れないのでは？　と疑う視点を持つことが重要といえます。

　突拍子もないような内容であれば気づきやすいのですが，何となくありそうな妄想内容（例えば，ストーカーがいて困っているんです，泥棒に何回も入られてしまって困っています…）などの場合は，本人の聴取からのみでは，本当に実際起きていることなのか幻覚妄想に基づいた内容であるのか，判別が難しいと思いますが，ひょっとしたら正常なコミュニケーションが取れない患者かもしれないという疑念材料にはなると思います。

　別に精神科専門医のように診断をつけなければならないわけではないので，おかしなことを言っているかもしれないなという「気づき」だけでよいのです。

　術前などで正確性を期したい場合など，コンサルトできる環境にあるなら精神科の診断を前もって仰ぐ余裕を生むこともできるでしょう。そうした環境にない医師の皆さんも術後に不穏やせん妄に至るリスクが高そうだと気づくきっかけになるかもしれません。やはりまずはこうした視点を持って，気づくことが第一歩というわけです。

　そうした患者に対しての具体的な対処法としては，前述した「話が回りくどい」患者でも同様ですが，本人に対しての説明のみに一辺倒になるのではなく，**他にキーパーソン（疎通が良好な人）がいないか早めにチェックしておくこと**も重要となります。

高齢の患者であれば，ある一定の割合で認知症やそれに類する患者が存在するため，本人の代わりに説明をする家族を事前に探すという発想に至りやすいですが，若年の患者(統合失調症や発達障害などが例としては挙がります)であった場合は，こういった発想に至らないことが多いので，実臨床ではしばしば後手に回ることが多いのです。注意しましょう。

3) ポイント：保清整容が不十分

コミュニケーションは社会的動物たる人間の基本的な能力ですから，それが障害されているという人は，その他の生活能力も総じて落ちていることが多いです。

何日も洗っていないような服を着ていたり，髪の毛にフケが浮いていたりするなど明らかな場合であればわかりやすいですが，モデルケースのように疎通は表向き取れているように見えるケースのような場合は，そこまでわかりやすい状態に至っていることは少ないでしょう。

しかし，歯が汚い(口臭がある)，爪が伸びていて手入れができていない，不精ひげを生やしている，女性であれば化粧が雑でだらしないなどの細かい部分に関しては，保清整容が行き届いていない場合も十分あります(正常との区別も難しいわけですが)。

精神科では日頃の診察で内科や外科の医師が身体所見を取るのと同じくらい当たり前に，こういったポイントに注目して患者を観察しています。初めは慣れないかもしれませんが，患者と「会話をする」前の段階から情報が得られるポイントなので，是非このような視点も重要だと頭の片隅に入れておいてください。そうした視点が全くない場合よりも，気づく確率がぐんと上昇するはずです。

個人的には，見た目保清がしっかりしているように見える患者でも，歯と爪が清潔かどうか，化粧をしている女性ではそのまとまりについて(患者に気づかれない程度に)医療面接中に，ちらりと診て観察するのが，癖になってしまっています。職業病でしょうか。

4) ポイント：IADL に注目してみる

　IADL とは，instrumental activities of daily living の略で排泄・食事・睡眠・入浴・保清整容などの最低限の身の回りの活動度を分類する ADL に対して，ADL を成立させるために行うべき，ある程度高度な社会的活動全般の活動度(例えば，買い物，炊事洗濯掃除，電話の応対，薬の管理，金銭管理，公共交通機関の利用の有無など)を含むカテゴリーの総称です。

　前述したように，明らかに ADL が障害されている患者であれば，コミュニケーションの障害も明らかな場合が多いですが，ADL よりも一段階高度な IADL の障害レベルだとコミュニケーションは表向きは保たれているように見えます。患者が 1 人で来ているときなどは確認することが難しいですが，同居者などにそれとなく上記カテゴリーについて確認する癖がついていると，後々役立つことも多いです。

　患者が認知症かどうかを疑う場合には，家族や同居人にただ「物忘れはありますか？」と尋ねても役に立つ情報は得られなかったりしますが，IADL に焦点を絞った質問にすると，有用な情報を引き出せることも多いです。

例)〈買い物〉
　　だいたい必要なものを必要な量だけ買えますか？　支払いは 1 人でできますか？
　〈炊事洗濯掃除〉
　　最近味付けが変わったり，作りなれた料理の手順を間違えたりしませんか？　最近片づけられなくなったり，よく部屋が散らかるようなことはありませんか？

　それでは，上記のような特徴があって，正常なコミュニケーションを取ることが難しいかもしれないと感じた患者・家族に対して，われわれはどのように接すればよいのでしょうか？　モデルケースのように，患者に理解させようとすればするほど，泥沼にはまるわけですし，かといって説明も何もしないというのもおさまりが悪いでしょう。

それをふまえれば何も特別なことができるわけではなく，

- 対象患者には，医学的な説明はほどほどに（もちろん概略は説明するべき）
- コミュニケーションが成立するキーパーソンに対して説明時間を重点配分する

を意識することぐらいが妥当なところなのです。

　もちろん患者にも家族にも同様の力価で説明してもよいのですが，限られた時間のなかで疎通が不完全ならば，苦労して説明しても益少なくして労多し，となる可能性があります。

　そしてメリットがないだけですめばよいのですが，モデルケースのようにわれわれ医師が当該患者に対して陰性感情が湧くなどして，逆に患者が正当な医療を受ける機会を，「医原性に」逸するようなことになる可能性もあります。

　患者側からみても，われわれがいくら一生懸命説明しても「なんでこの医者は自分がわからないことを延々話しているのか」という思いから，逆に医療に拒絶的になったり被害的になったりする遠因になることもあるのです。

　ただし，話しても無駄といっても患者に対して「露骨に無駄だと表明する」とトラブルになることもあるので，そのさじ加減が重要となります。

　よほど進行している状態であれば，話はまた別なのですが，本章で取り上げているような，一見すると表向きは話が通じそうな，いわゆる軽度な患者群に対しては，患者本人に説明を全くせずにキーパーソンのみにばかり話をしてしまうと，患者のプライドを傷つけることにつながり，それはそれで医師患者関係を悪化させることになります。

　医療者としては，対象患者に説明する場合には，「込み入った説明はわからないかもしれない」ということを念頭におきつつ，「概略程度を説明する時間を取る」という，表現は悪いかもしれませんが，ややセレモニー的な対応とする方向で調整するということです。

　その際には，説明内容は医学的にみて正確かどうかということはひとまずおいておき，患者の感情に働きかけるような内容にシフトすることが大切でしょう。もちろん医学的に正確な説明をフルコースで患者にしてもよいのですが，メリッ

トよりデメリットが上回るかもしれないというのは上述したとおりです。

　個人的には，認知機能や理解力が厳しい患者の医療面接では，非言語性コミュニケーションスキルを意識的に駆使する方向に軸足を置くようにしています。
　認知症に限って論を進めれば，モデルケースのような認知症初期の段階では，言わずもがなですが，かなり進行して「言語性」のコミュニケーションがままならない認知症重症患者でも，医療者から発せられる非言語性コミュニケーションからさまざまな情報を受け取っていることが，さまざまな研究で明らかになっています。当該患者に説明する場合は，言語性の要素はほどほどに，非言語性を充分にして，共感のスキルなども駆使して受容的態度で接する，という意識で臨むと，最も適切なのかもしれません。

　本章で学んだことを反映させたモデルケースを記載します。

モデルケースに適応してみよう

診察に至る背景設定

患者は78歳男性，鈴木次郎（仮名）さんです。65歳で小学校教諭を退職し，特に就労はせず過ごしていました。5年前に妻をがんで亡くし現在は独居ですが，2人の子ども（息子，娘）が自宅近くに暮らしています。今回は数か月前から鮮血便が持続することを自覚し，300床程度の総合病院を受診。精査の結果，直腸がんが発見されました。外来で患者・患者の息子に病名告知のうえで，手術の適応がある旨を説明したところ，了承されたため，入院の運びとなりました。入院当日は，病名告知の際に同席した息子さんが病院まで患者を送りましたが，仕事の都合から荷物などをおいてすぐに帰り，入院当日は患者1人で病室にいます。
手術前々日に入院，明後日は手術当日です。術前検査もすんでいるので，手術までは術前処置が主な内容です。入院後の回診でのやりとりです。

[医師]「はじめまして鈴木さん，この入院中の担当医をさせていただきます」

[患者]「はい，よろしくお願いします。今まであんまり病気にかかったことがないからね，心配だっていうのがありますよね」

[医師]「なるほど，そうですよね。慣れない環境ですから心配ですよね。昨日は眠れましたか？　緊張していませんか？」

[患者]「そうですねえ。先生，私ね，寝る前にね，どくだみのね，煎じたやつを毎日飲んでいるんですよ。そうすると，何となく眠れる気がするんですよねえ。それから私，昔小学校の教師やってましてね，そのときは参観日とかね，先生ご存知ですか，そういう日は緊張しちゃって…それよりは緊張してないと思うんですけど」

―― 医師は，自分が何気なく投げかけた質問に対して，整合性を持って応答していないことに対して違和感を覚えます。そしてこちらの質問後，どの程度論理性を持った返答ができるか観察してみようと思います。

[医師]「なるほど。手術の前だと緊張しますもんね。手術はこれまで受けたことはあるんですか？」

[患者]「ずっと昔にね，あれは…まだうちの連れ合いと結婚するちょうど前くらいだったと思いますけどね。急に腹が痛くなって，しばらく我慢してたんですが，どうにも辛抱しきれなくなって，脂汗流して病院に担ぎこまれたんですよ。うちの連れ合いはだいぶ前に亡くなりましてね，ええと，何かのがんだったということだったんですがねえ，最後は食べれなくなって死んでしまいましてね…私ずっと面倒みたんですけどね…」

―― 患者は目に涙を浮かべて，自身の妻のことを詳しく語ろうとします。

―― 医師は，意識して観察していたので，こちらが質問したことに対してなかなか答えず，話が逸れる傾向にあることに気づきます。些細な刺激で涙ぐむのは，認知症にありがちな感情失禁かもしれないとも思い至リました。そしてこの患者はコミュニケーションが円滑に進まない疑いがあることを推測します。

[医師]「なるほど。奥様は残念でしたね。それでは念のため確認なんですが，鈴木さんは今回なぜ入院したのか，どのように聞いていますか？」

[患者]「そうねえ。何かこの前，息子と一緒に何やら聞いたけどお任せしますって感じでね。でも先生，今回は手術しないと治らないんですか？ 別の方法ってないんですか？ 私，やっぱり手術したくないんだけども」

―― 医師は，当該患者の疎通性に問題があること，年齢などから考えると認知症の可能性もあるかもしれないことを事前に予測しているのでそれほど慌てません。

[医師]「なるほど。ご自身としては手術をしたくないんですねえ。前回は息子さんと一緒にご説明を聞いたわけですもんね。その時は手術するから入院しましょうと言われて納得したんですか？」

[患者]「そうなんです。まあ，息子がよく聞いてくれてるから，心配いらないと思うんだけどねえ…」

[医師]「でも手術をするのに，できればしたくないと思いながらするのも，ちょっと心配ですよね。もし，息子さんの都合がつけば，手術の前にもう一度一緒に説明しましょうか？」

[患者]「…そうなの？ でも息子に悪いなあ…また怒られちゃうかなあ。息子は，もう少ししたら，病院に来ると思うんだけども」

[医師]「そうですか。では，その時に改めて一緒にご説明しますね。ただ，詳しい説明をする前に，とりあえず追加の説明をしておくとですね…。今，鈴木さんが悩まれている，便に血が混じる状態を治すためには，今後のことを考えると手術しておいたほうがいいんじゃないかって私も思いますよ。それに息子さんと，外来主治医の先生とみんなで相談した結果，一番いい方法が手術なんじゃないかって結論になったとも聞いてますし。息子さんも鈴木さんのこと心配してくれてますもんね。いい息子さんですね」

[患者]「そうだよねえ…。いい息子だからさあ…。大丈夫だよねえ」

―― 医師は，患者が手術になんとなく納得した雰囲気を感じ取りますが，念の

ため，経緯を息子さんに説明して，来院していただき最終意思確認をして，翌日無事手術を終えることができました。

―― 退院時，息子さんに認知機能が低下している可能性がある旨をお伝えするとともに，できるだけ速やかに専門科に受診したほうがよいことを指示し，アルツハイマー型認知症の疑いがあるという診断が下されました。

明日の医療面接のために！

- コミュニケーション能力を低下させる疾患は意外と多い
- 話がかみ合わないと感じたら…
  質問に回り道せず答えられるか・内容が奇異でないか・保清整容・IADL に注目する
- コミュニケーション能力が低い患者に対しての説明はほどほどに
  込み入った説明はキーパーソンにできるよう時間配分を調整する
  対象患者への説明は，非言語性や共感，受容的態度の表明に軸足をおく

コラム9 感情失禁について

　感情失禁とは，精神医学や心理学の専門用語で，社会生活上の些細な刺激に対して常識的な反応以上に，感情が高ぶってそれを自制できずに表現してしまうことです。医学上の語義としては感情失禁には「脳器質性変化を背景とした」というニュアンスを含ませて使用されることが多く，一般的には認知症などの脳変性疾患やその他の脳器質性疾患後の患者が情動をコントロールできない場合に使用される用語です。

　本文のモデルケースでは，患者が医師の説明を受けている際，幾度か涙ぐむなどしており，感情失禁と呼んでも差し支えない状態といえます。泣く＝感情失禁というわけではないのですが，喜怒哀楽でいえば，怒ったり喜んだりするのは，個人差があることであって，感情失禁であると認識するのは難しいことが多いため，日常臨床では，些細な刺激で泣いてしまう＝感情失禁，とされることが多いわけです。

　この感情失禁の有無も，患者の高次脳機能の抑制系がどれほど働いているのかを知る一つの目安となることがあります。「涙もろい人だなあ」と何となく思うのではなくて，前述した観察項目と同様，対象患者の認知機能（高次脳機能）に思いを馳せながらコミュニケーションを行っていくと，臨床の幅が広るといえるのかもしれませんね。

> コラム 10

急に認知症にはなりません
～入院治療中に認知機能が悪化したら

　本章では，認知機能が低下していたり，幻覚妄想などの精神症状が持続していて，正常なコミュニケーションが計れない患者に対しての対処法について述べましたが，入院後急に認知機能が低下したり，疎通がとれなくなる患者もいます。そのような場合は大部分は，せん妄に代表される一過性の意識変容が認められる状態です。

　「急に認知機能低下が進んでしまって，言うことを聞いてくれません。入院時には疎通も取れて認知症だとは気づかなかったのですが，何とかしてくれないでしょうか？」などという相談を受けることがよくありますが，こうした，亜急性〜急性発症（数日〜週の単位での経過ということです）の認知機能低下においては，そのほぼすべては認知症には該当しない状態ですし，ごく特殊な脳症などの器質性疾患を除けば，そのほとんどはせん妄に代表される意識変容や全身状態に伴う狭義の意識障害に類するものとみて間違いありません。

　せん妄について詳しく語ることは本書では本筋から外れてしまうので控えますが，「急に認知症になってしまった」という表現は医師としては少しお粗末な表現なので使わないほうが無難といえます。もちろん，モデルケースのように，今まで認知症と指摘はされていないだけで，実は認知症でしたという患者の見逃し症例も少なからず存在するわけですが，そうした症例であっても入院中数日で目に見えて認知機能が低下した状態は，認知症が進行したというよりは，「もともとあった認知症にせん妄が重複した状態」と考えるほうが自然で理にかなっています。

第11章

患者との距離感も重要です
~過ぎたるは猶及ばざるが如し に
させないための
コミュニケーション術~

医療面接の応用例❷

> **診察に至る背景設定(患者)**
>
> 患者は25歳女性　遠野京香(仮名)さんです．高校卒業後，ファッションモデルなどをして数年過ごした後，現在は受付嬢として商社に勤務しています．これまで目立った既往はないとのことですが，2年前から職場でいじめにあい，不眠となったため，近くの内科医院で睡眠薬をもらっています．数週間前からめまい，過呼吸を度々訴えるようになり，夜間救急車で救急外来にここ数か月で計4〜5回運ばれるなど，最近は調子が悪いようです．今回も呼吸困難感を訴え，400床程度の総合病院救急外来に救急車に乗ってやってきました．

> **診察に至る背景設定(医師)**
>
> 国立大学卒，救急救命医を志望する29歳，卒後4年目の横山優(仮名)，男性医師です．研修医の頃は，救急外科医に憧れがありましたが，ここ数年救急外来のwalk inを任され，1人で患者を捌くようになってからは，救急内科の面白さも感じるようになり，将来的には救急専門医は取得するにしても，今後どういった施設で研鑽を深めるべきか迷いつつ日々の臨床にいそしんでいます．

モデルケース

[医師]「それでは次の方どうぞ．…おやおや，だいぶ苦しそうですね」

―― 患者が，息も絶え絶えに救急外来に入ってくる．「ちょっと寝かせてもらっていいですか」と述べ，そのまま診察台へ横になる．

[医師]「ええと，だいぶ辛そうですが，この状態にはどのくらい前からなっていますか？」

[患者]「はい，今日は1時間くらい前から…ですけど，ここ3か月くらいの間に4〜5回はなっています」

―― 医師は，これまでのカルテを見直す。確かに同様の症状で数回の救急外来受診歴がある。

過去の診療では，採血やＸ線，心電図を含めた諸検査がなされているが，いずれも異常ないという記載。ジアゼパムの少量静注で軽快した経緯も記載されているが，直近の救急外来受診時のカルテには心因性の要素が高いため，できれば心療内科や精神科受診をお勧めすること，当外来では，ジアゼパム投与は行わないとする記載もあった。

[医師]「遠野さん，これまでにも同じような症状になってこちらに運ばれていますけど，今回も同じような辛さですか？」

[患者]「…はい，そうです。とにかく息が辛くって…」

[医師]「そうですか。これまでと同様の症状であれば，今回も検査を仮に行ったとしてもあまり異常が指摘できないかもしれないですね。先ほど測定した血圧とか，酸素飽和度などは特別，緊急性はなかったわけですが，…検査…希望されますか？」

[患者]「いえ，検査と言うよりは…以前こちらの外来で打っていただいた注射が効いたので，…できれば，またあれをお願いしたいのですが」

[医師]「そうですか。前回こちらに運ばれたときは，注射を打たないで帰宅されたんですよね？ そのときはどうでしたか？」

[患者]「はあ，そのときは，帰ってからも本当に辛くって…注射の代わりに錠剤を渡されたんですけど，あまり飲む気がしなくって…今回も打っていただけないんでしょうか？ 私，今，とても辛いんです」

[医師]「そうですか。前に診察した医師も注射で使用する成分と似た錠剤を出していたので，帰ってから飲めば効いたと思うんですが，飲む気がしなかったのですねえ。わかりました。それでは，今回はここで注射をしましょうか。すぐに準備しますね」

―― 医師は，念のためモニタを患者に装着させたうえで，ジアゼパム注射を準備して投与したところ，30分ほどで患者の呼吸苦は治まり会話できるようになる。患者は診察台に横たわり，涙を流しながら謝辞を述べる。

[患者]「おかげさまで楽になりました。前にこちらに来たときは，担当の先生が注射も打ってくれなかったし，薬を出すには出してもらいましたが，説明もあまりしてくれなかったので，不安でその後，飲む気にはなれなかったんです。今日も救急車で運ばれたんですが，受け入れ先を数回たらいまわしにされてしまって…とても助かりました。先生のような人に診察してもらってよかったです。前の先生みたいな人に当たらなくてよかった…」

── 横山医師は，患者から手放しの謝意を述べられ，名医になったようで何となく気分がよくなります。

[医師]「いえいえ，別に特別なことはしていないんですよ。でもこの注射でよくなったということは，やはり今出ている症状というのは，体が本当に悪いから起きているというよりは，心の辛さなんかから，来ている症状なのではと推測されるんですよ」

[患者]「はい，以前にも言われていますし，私も実感があります。心療内科にもかかるように勧められて，これまでに数回かかったことがあったんですが…」

[医師]「専門の先生からは何か言われたんですか，診断名とか？」

[患者]「いえ，診断名もなにも，あまり話もよく聞いてくれなくて…。だから通ってもしょうがないかなって思ってやめてしまったんです」

── 横山医師は，これまでの経過やストレス因を聴きます。自分が患者から評価されていることが嬉しかったことと，患者の容姿が美しかったことも手伝って，何となく話がはずみ，通常の診察時間よりも，20分程度余計にかかりました。

── 診察終了時，横山医師は今回のような症状はやはり心因性の影響が強いので，精神科など専門科をかかりつけにして通院するべきだと改めて勧めましたが，患者は「先生のような人が心療内科にいたら通うんですが…」などと述べはぐらかします。

それでも横山医師が専門科受診の必要性を勧めたところ,患者から「よい先生が見つかるまでは,何度か発作が起きるかもしれないので,その時は横山先生がいたら対応お願いできますか」と言われたため,「当直でいる限りは,対応してもいいですよ」と答え,患者の求めに応じ自身の当直のスケジュールを伝えました。

―― それから,遠野さんは横山医師が当直する度に息苦しさを訴えて来院するようになりました。数回は同様にジアゼパムを投与したり,日々のストレスなどについて傾聴することで対応し,患者も短時間で機嫌よく帰ってくれたのですが,受診を重ねるごとに,徐々に診察時間は長引くようになりました。途中で診察を切り上げようとすると再度過換気発作のような症候を起こすようにもなり,その他の当直業務に支障をきたすことも出てきました。「こんなことを繰り返すようでは,もう次の当直の予定は教えないよ」と述べると,過換気発作を起こし,さらに外来が長引くこともあって,自分から次回の当直予定を教えざるをえない状態が続きました。

―― 横山医師は,今日も当直です。また,あの患者が運ばれてくるのかと思うと気が重いのですが,上司に相談するのも気が引けるし,患者からは,患者の職場でセクハラまがいのストレスが多いと聞いているので,そんなに強く注意するのもかわいそうだな,悪いのは患者じゃないしな…と思っています。

―― いつもは20時すぎくらいに救急外来に来院するのが普通でしたが,現在21時すぎです。…「今日は来ないかもしれないな…」安心したのもつかの間,救急車に乗って本日も遠野さんが来院しました。
今日はいつにも増して,ひどい発作なのかストレッチャーに乗って肩を震わせながら荒々しく呼吸をして,興奮して泣き叫んでいます。
救急隊からの問い合わせの段階では,現在救急外来は混んでいるので,2時間程度は待ってもらう旨を伝えていましたが,待合に待機させられる状態でもないため,看護師に促されてすぐに横山医師が対応することになりました。

[医師]「…はあ，今日もだいぶ辛そうだけど，どうしたの？　何か今日も嫌なことでもあったの？」

[患者]「…だって，発作が起きて救急車に乗るまではたいしたことなかったんだけど…何だかずっと待たされるかもしれないって救急隊の人から言われて…ちょっと耐えられないかなって思うと…どんどんひどくなって…」

[医師]「でも，救急外来なわけだから，遠野さんばかりを特別扱いするわけにはいかないんですよ。混んでいないときにはすぐみれるけど，そうじゃないときは重症患者さん優先なのはわかるでしょ？」

[患者]「…でも，私だって…こんなに苦しいんですよ。十分重症だし…それに先生，私，こんなこと繰り返しているから，もう診てくれないんじゃないかって思って…この前，そんなことちょっとおっしゃったじゃないですか…そんなこと考えるとさらに不安になって…横山先生だけが頼りなのに…」

[医師]「いやいや，これまでだって，どちらかというと特別扱いして遠野さんを診てきたじゃない？　それに，早く専門科の先生を早く見つけてくださいね，この外来はあくまで応急の外来ですよって毎回注意してたでしょう？　それが守れないようだとこちらとしても対応しかねるからなあ」

[患者]「やっぱり私をもう診てくれないんですね」

—— 患者はさらに興奮して泣き叫びます。

—— この段階になって初めてこの症例が横山医師の上司の知るところとなり，救急科全体で対応を図ることとなりました。

　興奮が鎮まるのを待って，どの患者も統一した対応しかできないこと，これまでは，やむをえず横山医師は自分の当直予定などを教えていたようだが，それも本来であればできないこと，救急外来はそもそも再診を重点的に行う場所ではないので，当初から横山医師がアナウンスしていたように継続通院するための精神科や心療内科受診をお勧めすることなどを救急科医長より患者本人にアナウンスし，両親に連絡をとり帰宅させました。

　後日，遠野さんとその両親から病院宛てに，「病院なのに診療拒否をしてもいいのか」という内容の電話が入りましたが，病院職員が個別対応し，

医師は取り合いませんでした。

その後は患者ならびに家族は来院していません。

((((((((((((((((((((((((((((((()))))))))))))))))))))))))))))))

少し長かったですがいかがだったでしょうか？

今まで似たような経験のある方もいるかもしれませんが，このトラブルに近いともいえる結果は，起こるべくして起こったもので，医原性の要素が色濃いともいえます。

まだクレームをいわれる程度でよかったともいえます。

私の知り合いの医師は，同様な流れで患者と距離が取れなくなって，患者からストーカーのような振る舞いをされ，警察沙汰にまで至りました。

本章で学ぶべき知識を挙げる前に，今回のモデルケースは少し長くなったので，問題点を時系列的に整理してみましょう。

① 横山医師の初回対応時に，過去のカルテの記載内容を吟味せず，患者に対して枠組み設定などもせずに安易にジアゼパム注を打った
② 自身の当直スケジュールを患者に教えた
③ 診察を重ねるにつれて，当該患者の診察時間が徐々に長くなっているのを放置した

上記のような流れを横山医師は自ら作ってしまったわけです。横山医師自身は特に深い考えなく患者の求めに応じて，善意，あるいは医師の本分に則っていっていたのでしょうが，このケースの顛末を考えると，患者をコントロールできなかったことについては，プロフェッショナル失格といわざるをえませんし，コミュニケーション不全とみなさざるをえません。

こうした「特定の患者を特別扱い」の流れは放置すればするほど，モデルケースのようにコミュニケーション上の予後不良＝トラブルに至るケースがほとんどです。

特別扱いの事実が既成事実化すればするほど，患者はさらに特別扱いしてもら

うように反応する場合が多く，そうなってしまってからモデルケースのように，「あなただけ特別扱いはできない」などといっても後の祭り，火に油を注ぐ結果を招くのみなのです。

お気づきの皆さんも多いと思いますが，モデルケースはある種のパーソナリティ障害の患者を念頭にして作成しています。

こうした患者はわれわれ医療者を自分の思いどおりにしてもらう，病的なほど自分を医療者にわかってほしいという欲求を高まらせ，医療者に対して操作性を発揮することがあります。恐ろしいことに患者はわざと（意識下に）これらを行っているわけではなく，無意識下に行うので，うっかりするとごくごく自然に，われわれも操作されてしまうわけです。

モデルケースにおいては初回診察の段階でこの患者の心理的な操作性に取り込まれていることに気づかなかったことがそもそもの敗因でしたが，何もこの当該患者が特殊なわけではなく，パーソナリティに偏りのある患者は後述のような操作性を発揮する一群に限ってみても疫学上は人口の数％は存在するといわれているのです。

皆さんも明日の診療で遭遇する可能性だってありますよね？

これまで本書では，いかにして対象患者と円滑にコミュニケーションを取るのか？　そのコミュニケーションの結果を生かしてよりよい医療に結びつけるべきかを主眼にしてそのコツ・戦略的に確認すべきことを整理してきました。

しかし，実際の臨床では患者の立場に100％立って全力で奉仕することが必ずしも正解ではない場合もあるのです。

いわば応用問題なのですが，決して頻度が少ないわけではないことをおわかりいただければと思います。

要求を聴きすぎるコミュニケーションは健全なコミュニケーションではない

過ぎたるは猶及ばざるがごとしという格言は，コミュニケーションの世界でも

当てはまります。医療者からの要求や説明が一方的であってはいけないこと，その弊害については，これまでに散々述べてきましたが，その逆に患者や家族からの要求に迎合しすぎたりすることもまた同程度の弊害を生むと思っていただいてよいでしょう。

「患者とのコミュニケーション」は，ドライな言い方をすれば医療を円滑に遂行するための道具にすぎません。患者と仲良くなることももちろん必要なのですが，医療としての通常の枠組みまで取っ払って奉仕することは，医療コミュニケーションからも逸脱する可能性が高いと肝に銘じるべきです。

医療面接における主導権

医療面接は，患者との「交渉」あるいは，「取引」の要素が確実に存在することは臨床に触れている皆さんであれば日々感じていることでしょう。

治療方針に対して，首を縦に振らない患者を説得（交渉）したり，この注射はしなくてもいいから，その代わり毎日薬を飲んでくださいねと交換条件を出す（取引）ようなことも患者のためを思えば，日常茶飯事で行っていることでしょう。

通常の交渉や取引は，どちらが優位に立って方針を進めるのか，その主導権の奪い合いの要素が存在します。そして，交渉や取引のような心理的要素を含む医療面接においても，主導権は確実に存在するのです。

医師は情報量や専門知識，社会的背景に至るまで，患者と比較すれば圧倒的に優位な立場にあるわけで，当たり前のように医師が優位に医療行為を進めることが通常であるため，主導権を意識しないだけなのです。

実臨床においては，われわれの優位性を覆して，自身が主導権を握ろうとする一群が存在することを知っておく必要があります。

患者が自身を優位にするために行う3つのパターンとは？

　患者は自身の健康あるいはそれに付随する不安を解消したくて医療機関を受診するということは繰り返し既述しました。

　医療機関を受診して、この不安を解消するという行為自体は、社会的にみて合目的的な反応であって社会ルールに従った行動なのですが、診察時あるいは診察後に自身の不安や承認欲求が高まりすぎて、過剰な行動（社会的にみて常識外の行動）にまで至る一群が存在します。

　そしてそのほとんどはモデルケースのように受診当初は通常の患者と同様のコミュニケーションで受診するのですが、きっかけがあると、患者自身もこちらの出方を伺いつつ、どこまで自身の要求が通るのか推し量っていくのです。

　患者は無意識にであれ意識的にであれ、自分を特別扱いするように医師に働きかける側面があることを自覚して、われわれは診療にあたらなければならないのです。

　大まかに分けると、患者が自身を優位にするために行う行動としては3パターンに分けられます。

1）医療者を暴力や暴言で威圧する

　むしろクリアカットでわかりやすいパターンです。モンスターペイシェントという新しい造語でひとくくりにされている患者のなかでも、最も過激な一派といったところでしょうか？

　医療者側に明らかな非がある場合もあるので、原因が何なのかを傾聴する姿勢は重要なのですが、そういう態度をみせつつも、患者の要求が過度であったり、突飛なものである場合は、対応は丁寧に行いつつも絶対に屈しない、特別扱いしない姿勢をみせることが重要な一群です。

　後述する2）の患者群でも共通することなのですが、仮に医療者側にいくら非があったとしても患者は医療者に暴力や暴言、またはそれに類するいかなる行為

をしてもいいという錦の御旗にはなりえません。その段階で，正常な医療契約を結ぶ前提条件が破綻しているわけですから，警察を含めた医療とは別組織の介入も辞さないということを患者に早めに通告するべきでしょう。

　対応する医療者がどの立場の人間であっても原則として1人では対応せず，できれば病院全体で対応していますと患者に宣言することも重要です。

　対応する医療従事者が孤立すればするほど，その心理的負担は大きいものになりましょうし，場合によってはその医療従事者自体が，患者に知らず知らずのうちに取り込まれて，特別扱いを助長させるような振る舞いをみせることもあるのです。例としては，実際に私がかかわった症例を章末のコラム11（⇒ 220頁）に示しましたので参照してください。

当該患者と適度な心理的距離を保つために

　声を荒げたり，暴力的な雰囲気を出す患者と相対したら，共感の態度や受容的姿勢の維持を念頭におきつつも「ああ，この患者はこういう自己表現に頼って，少しでも医療上の立場を優位にしようとしているのだな」と一歩引いて，客観的に考える癖をつけてください。

　この切り替えができたら，ほぼ勝負は決しているといっても過言ではありません。

　傾聴の態度を詳述した際〔第8章（⇒ 147頁）参照〕にも少し記載しましたが，患者が話した内容，患者が取った態度そのものの直接的な意味よりも，「どうしてこの患者は医者に対して，この場面で，そのような発言・反応・態度を示すのだろうか？」という，観察者としての着眼点を少しでも持つと冷静に振る舞え，結果として患者と適切な距離を取ることにつながるのです。逆説的な物言いになりますが，今目の前で起きていることが自分に関連していると思えば思うほど，人は自分が予想しているほどには冷静な判断ができなくなるものです。

　どこか突き放していると感じる皆さんもいるかもしれませんが，さまざまな患者がいてさまざまな対応をされる可能性があります。われわれの精神衛生上も「患者に入り込みすぎない」という方略は重要な対処法の一つなのではないかと考えています。

2) 医療者にクレームや難癖をつけて要求を通そうとする

1) ほど明らかではない分だけやっかいですし，客観的に振りかえれば 1) と比較しても実は医療者側のコミュニケーションが至らなかったことに起因する場合のほうが多かったりします。患者のクレームが実社会の常識と比較して相対的に了解可能であれば，医療者側がまずは反省すべきですが，明らかに難癖をつけて自身の要求を通したい，結果を思うようにコントロールしたいという患者もなかにはいますから，患者＝善人という性善説的な発想は捨て去らないといけないことも念頭におかなくてはなりません。

当該患者と適度な心理的距離を保つために

1) と同様の対応ですが，よりこちらのコミュニケーションに不備があった可能性は高まっているので，慎重に傾聴・共感しつつ(腹をくくって 30 分程度は傾聴しようと思うと，実際は，それよりも少ない時間で上手くいくことも多いです)患者に対応します。

社会通念上了解しかねるような言動がみられるのであれば，1 人で対応せず病院全体の問題として共有させるように早めに計らうべきです。真面目な医師であればあるほど，自身の非を感じたり，「患者がコントロールできていない」と他医師やコメディカルから指摘されるのではないかと感じて，情報共有が遅れ，結果として患者を抱え込む＝適切な心理的距離が図れない傾向が強まるので注意が必要です。

心理的距離が図れなくなると，冷静に考えれば明らかに理不尽な患者の要求をいいなりで受け入れたり，医療行為として適切な内容が遂行できなくなる可能性が高まります。

詳細は第 12 章(→ 223 頁)を参照ください。

3) 医療者に肯定的なことを言って持ち上げ，医療の枠組みの拡大を図ろうとする

冒頭のモデルケースのように，このような患者はパーソナリティの偏倚があると精神科的に診断されることも多いです。1) や 2) 上述のパターンと比較すると，

意識的に行う患者数は少なく，患者にとっても無意識であるがゆえに（それが疾病の症候の一つの特徴）医師が取り込まれやすいパターンともいえます。結果的にモデルケースのように抜き差しならないほど，患者との心理的距離が近づいてしまい，結果医療者が振り回される下地がみごとにできあがることもあります。

　典型的には，他の医師あるいは医療機関はダメだけど，先生はよかったから安心です，などといった意味合いの，他を貶めて，こちらを過大に評価するかのようなことを述べつつ，自身がいかに辛いのかを訴え，少しでも「特別に」診てほしい旨を伝えてきます。

　「特別に」というのは診察時間を別にとってほしいという要求であったり，医師を特別に指名したいという申し出であったり，使用薬剤量・種類であったり，診察費用に関することであったりとさまざまですが，まだ国民皆保険が機能している日本においては，費用面での操作性は少ないように感じています（しかし今後は経済的な特別待遇を求める患者も増えるかもしれません）。

当該患者と適度な心理的距離を保つために

　まずはどの患者も特別扱いせず，できるだけ画一的な対応をすることが原則であるという当たり前のことをもう一度意識することが大事です。

　冒頭のモデルケースのように自分の当直のスケジュールを教えるなど，このくらいなら問題ないのでは？　と些細なことだと思われることであっても，実際は行わないほうが無難です。

　医師も人間ですから，患者の第一印象で好みが分かれるのはある程度は仕方のないことですし，その結果，何となくその患者に対して特別にサービスをしてあげたくなる気持ちが湧くこともあるかもしれませんが，その感情自体が正常な医療面接を阻害しかねない要素であることを事前に認識するべきです。

　上記のようなアプローチをしてくる患者に応対する際，個人的には，なるべく意識的に敬語を使う，スキンシップなどの物理的距離を縮めるような行為は自分も行わないし，相手にも行わせないように努めるようにしています。また場合によっては，非言語性アプローチを患者と同調しないほうにわざと用いるなどして，言語的には同調する発言をしても，雰囲気として線引きを図るように振る舞っています（意識して使用できるようになっておくと，このような応用例にも

有効です）。

　いずれにしても，患者のなかにはこうした表現をもって心理的距離をおかしくさせてくる一群が存在するという認識・知識を事前に持つことで，対策の半分以上はすむのが実際でしょうか。

　やはり，予備知識を持たないで出会い頭にやられるというのが一番取り乱しますからね。

　そのうえで，日々の臨床において，必要以上に特定の患者のために仕事に邁進している自身に気づいたときは，心理的距離が近しくなりすぎていないか自身でセルフモニタリングしてみるとさらに万全だといえるでしょう。

4　どうして患者と医療者は心理的距離が近すぎるといけないの？

　前述のパターン1)〜3)のいずれにおいても，放置しておくと，徐々にその当該患者を特別に処遇しなければならないとわれわれは感じてしまうことになります。

　1), 2)の場合は，そもそもわれわれ医療者も対応していて不快な感情が先立つので，結果としてその患者に便宜を図って回るような，丁稚奉公的な振る舞いを強いられることはあっても心理的距離はそれほど近くならないわけですが，モデルケースのような3)のパターンの場合は，きわめて心理的距離が近しくなって，しかもそれが長期間持続する可能性があるため，要注意といえます。

　患者はその人だけではありません。限られた時間・医療資源のなかで同時並行で多数の症例を診察するのが，一般的な保険医の仕事であるはずです。

　患者との距離が近すぎると，一過性には関係が良好であっても，必ずどこかでこの一般的な医師の責務との矛盾を生じる時期がやってきます。モデルケースのように，心理的距離が近しい期間が長引けば長引くほど，問題が起きた際にトラブルになるリスクが跳ね上がることになります。

　心理的な距離が近すぎるために起きる弊害としては，以下のようなものがあります。

1）心理的距離が近すぎると，専門的な治療選択の妨げになる場合がある

　患者は医療の専門家ではありませんが，患者自身の独自の疾病理解や解釈が必ずあって，これは実際に行われるべき医療行為としばしば乖離するものだとこれまでに述べてきました。

　正常な医師患者関係においては，なるべくわれわれ医師が思うベストな検査・治療選択に導いていくために，コミュニケーションスキルによってその乖離を埋めていくわけですが，心理的距離が近すぎると，これが上手くできなくなり，どうしても患者寄りの解釈に流されます。患者独自の疾病理解は必ずしも医学的には正しくないことも多いわけですから，結果として医学的にみてきわめて不合理な解釈の片棒を担がされることにつながるわけです。これは医師の本分を逸脱しているといわざるをえないでしょう。

　自験例を1つ挙げます。患者は65歳女性。高名な占い師一家で，自身も風水学の大家を自称している患者でした。不明熱で入院しましたが，精査の結果，数年前に処置されていた，腹部大動脈瘤グラフトの感染がその熱源であることがわかりました。

　本来であれば，早急に手術をするのが原則なわけですが，それまでの入院期間中，些細な治療日程や検査の日取りなども，何でも風水や占いの結果も盛り込んで予定を決めたいという申し出があり，それにわれわれが従わないとクレームの連続だったこともあって，半ばその魔術的な習慣を主治医として黙認してしまっていました。

　そのため，グラフト感染が判明したときには，手術日も風水に従った吉日で行うのが当たり前のような雰囲気になっていたのです。

　本人と家族が希望する手術を行うべき吉日は10日先です。それまで，なるべく敗血症にさせないように，保存的に抗生物質を駆使しましたが，手術日前日に敗血症性ショックに至り，全身状態がきわめて不良な状態で手術を選択せざるをえない状態にまで追い込まれたのでした（このケースは，事あるごとに理不尽なクレームをつけ，医療者をコントロールしようとする前述のパターン2）に該当すると思います）。

　後日談としては，患者はさすがにこの転帰については，医療者側のせいにはし

ませんでしたが，同僚医師が「占いなんかで手術日を決めるからこういうことになる」という意味合いのことを患者に述べたため，医事訴訟寸前までコミュニケーションがこじれた苦い記憶があります。

医療者からみれば理不尽そのものなわけですが，今となっては，グラフト感染が判明する前，入院初期の段階から，特別扱いをせず風水や占い的なことを排除するように枠組みを設定し，主導権はあくまで医療者側に保持するようにコントロールが図れていれば，手術日までも占いで決定するというところまでエスカレートさせなかったのではないかと感じ，反省する症例でした。

2）心理的距離が近すぎると，他の医療従事者に対しての陰性感情を生む

自分はこの患者にここまで苦労している，あるいは，ここまで特別にやっているのだということが常態化すると，「この患者は私でなければ上手く扱えない」「私が一番患者の状況をわかっている」という気持ちになります。

すると，そうでないその他の医療者が当該患者に対して，自分と異なったアプローチで接すると「何もわかってない」「そんなことをしたらあの患者の具合が悪くなるに決まっている」などと過剰に考えるようになって，結果として他の医療者に対して陰性感情を生み，場合によってはそれを他の医療者に過剰に表出することになります。

医療者がその人1人しかいなければ問題ないわけですが，現在はその他の医師・看護師などコメディカル含めたチーム医療です。そのような偏った考えを持たれると他のチームスタッフは迷惑千万ですが，当事者である医療者は，自覚がないことのほうが多いのです。この医療者が臨床における最終責任者たる医師であった場合，多くの医療者が振り回される結果となることもあり，悲惨きわまりない医療環境に容易に移行してしまうでしょう。

このメカニズムの不具合は日常臨床においては，稀ならず存在します。具体的には緩和ケア領域など医療者の精神的負担が重い分野などではこの傾向が顕著〔第10章（→ 185頁）参照〕で，他の医療者に陰性感情を爆発させ攻撃的になるような医療者が続発します。やはり，人の死という，ある種絶対的に敬わなければならないという文化的な背景が，医療者の心理的距離をおかしくさせるのでしょ

う．皆さんも看護師などから，患者寄りすぎるクレームを頂戴した経験が1度や2度はあるのではないでしょうか？

3）心理的距離が近すぎることをよしとすると，それ以外の患者を適当に扱うことがある

ある特定の患者を特別に診ることをよしとする（というか，それが問題だと思わない）医師を客観的に観察すると，当該患者以外の患者に対しては「そんなに適当でいいの？」と思う程度の医療しか提供していないことが多い印象があります．

もちろん，受け持ち症例すべてにおいて，患者待遇を完全に均質化することなど現実的にはできはしないわけですから，極論をいえばどの医師も同じ穴のムジナ的な側面があるのかもしれません．しかし，プロフェッショナルとしては，このような患者間の待遇上のばらつき・誤差はできるだけ少なくするようコントロールを図るべきだと思うのですがいかがでしょうか？

明日の医療面接のために！

- 要求を聴きすぎるコミュニケーションは健全なコミュニケーションに非ず
- 医療の最終的な主導権は医療者側が持つべき
- 自身の要求を通すために，さまざまな手段を用いる患者も存在
    - 暴言や暴力
    - 過度なクレーム
    - 医療者に特別扱いをさせるように仕向ける
- 医師は，患者と適度な心理的距離を保つように注意することが必要

> コラム 11

責任感が高じすぎても，猶，及ばざるが如し

　私が精神科医として，ある総合病院に勤めていた際に起きたエピソードです。患者は60歳代小太りで体躯のよい男性で，20歳代の頃から違法薬物に手を染めたり，傷害罪で犯罪歴があるなど，お世辞にもまっとうに生きているとは言い難い経過を辿っていました。

　患者は，20年程前から糖尿病も患い医療機関に継続通院するようになりましたが，そうした経歴も手伝ってか，近隣のどの病院もかかりつけとなることを敬遠し，数年前からは，私が勤務していた総合病院の内科が主体となって，血糖コントロール含めた身体管理を行っていました。意識的に行っているのか場当たり的な行動の結果であるのかは不明ですが，当該患者は，かかりつけとなった内科外来でも診療において度々看護師や若手医師に暴言を浴びせたり粗暴な振る舞いをして，その都度，かかりつけの内科医師が特別に時間をとって応対するなどして患者をなだめることを繰り返し，それが常態化していました。

　ある日，その患者が救急車で救急外来に運ばれてきました。身体症状自体は入院するほどでなかったのですが，当日の救急外来でも，これまでの内科外来同様に，粗暴な言葉づかいで医療者を威嚇するなど不穏であったことと，それまで数回精神科受診歴があった経緯などから，当日の精神科の当番医であった私に，精神科としてこのまま帰宅させてもよいものかどうか判断を仰ぎたい旨のコンサルトがありました。

　当該患者診察時，患者は「こんなところに連れてきやがって!!　お前ら医者か何か知らねえけど，何様なんだよ」などと診察台に寝そべりながら，100m先まで聞こえるくらい大声をあげて叫んでいて，周囲の医療者を思いどおりに

しようとする操作性を強く感じさせる表出をとっていました。

　私は，そうした患者の意図にいち早く気づいたので，丁寧な口調ですが，しかしはっきりと「大声をあげたところで何も変わらないので止めていただきたいこと，これ以上やると威力業務妨害とみなして警察に通報する可能性があること，こちらが診察をしているわけだから，まずは冷静にお話をしていただきたいこと」を当該患者に伝えました。

　すると私と同時に救急外来にかかりつけ科の医師として呼ばれた内科医師が私の対応を聞き，我慢ならないとばかりに急に怒り出したのです。

　診察途中にもかかわらず，私を診察室外にわざわざ呼び出し「お前の態度は何だ。精神科医なんだから，もっときちんと対応しないとダメだろう。そんな応対なら私がしたほうがよほどましだぞ!!　あの患者はちょっとでも対応を間違えるともっととんでもないことになるんだ!!　もっときちんと診察しろ!!」と怒り心頭に述べるのです。

　そのときはあまりに急なことだったため，「あれ，そんなに変な風に対応したつもりでもなかったんだけど，傍からみると雑な応対になっていたのかもしれないな」と自省し，その場はとりあえずその医師に謝った後に，再度当該患者の診察に向かい，その患者の診療にあたり，精神科的には入院適応にはあたらないと判断したのでした。

　その際は上記に述べた，それまでの患者と当該医師との関係性を知らなかったので，釈然としませんでしたが，その後，「なぜあの先生は，あれほど患者と心理的距離が図れなくなっているのか」ということが個人的に気になり，当該患者との関係性を調べたところ，「ああ，この先生は，患者の暴力性や攻撃性に操作されて，心理的距離が図れなくなってしまっていたのだな，だから私に極端な陰性感情が湧いたのだな」ということがわかり，胸のつかえが取れたのでした。

おそらくは主担当医という責任感から，これまで問題患者に1人で真摯に対応してきたのでしょうが，その経過のやり取りにおいて徐々に患者の粗暴な振る舞いを怖れ，問題とならないように特別な枠組みで対応しようと配慮するあまりそれが常態化してしまい，正常な心理的距離が図れなくなったのでしょう（本文で述べたパターン1）にあたるケースでしょうか）。

　こうなると，本来であれば好ましくない対応をしている自分自身が，実は間違っているなどという客観的な視点は持てなくなって，ともすると正しい対応をしている他のスタッフに対してさえ陰性感情を抱くことがあるのです。

　真摯に「患者を治してあげたい」と意気込むのは医師の本分であり，これについては私も全く否定はしないのですが，まっとうな医療を遂行しようとする他のスタッフに迷惑をかける程度にまでいってしまうと，プロフェッショナルとは呼べません。

　当該医師の立場からすれば，自分が長年その患者に行ってきた「腫れものにさわる」かのような対応とあまりに異なるアプローチを精神科医が繰り広げたため，陰性感情が爆発したのでしょう。そして，自分が，粗暴な患者を特別に診ている，自分が特別に対応しているから問題を未然に防いでいるのだ，という自負があったのでしょう…が，その実は，長年，その患者に診ることを「強制させられていただけ」だったのです。

　しかし，このような経過はどんなに医師としてキャリアを積んでいても，患者とは適度に距離を取らなくてはならないという発想がないと，明日にでも起きうる可能性があることなのです。

　医師と患者，2変数しかないこの両者は一見シンプルな関係性に見えますが，なかなかどうして一筋縄ではいきませんね。

　もちろん私もこのケース以降，自身の兜の緒を締めようと思ったのはいうまでもありません。

第12章

患者もどきに注意
~悪質クレーマーに対しての対処法~

医療面接の応用例 ❸

> **診察に至る背景設定（患者）**
>
> 患者は45歳男性。広瀬進（仮名）さんです。自営で保険外交の営業員をしています。数週間前から続く，心窩部の不快感を主訴に300床程度の総合病院内科外来に検査目的で受診しました。妻とは性格の不一致から5年ほど前に離婚しました。8歳になる娘が1人います。離婚調停で妻に親権を取られ，現在はいくばくかの養育費を払う代わりに，毎月1日だけ，会えることになっているのですが，そういう取り決めになったこと自体，不満に思っています。

> **診察に至る背景設定（医師）**
>
> 私立大学を卒業後8年目の37歳内科医師です。昨年同病院に医局派遣で常勤医師として赴任しました。国立大学理学部を卒業後医学部に再入学し，医師となりました。同僚よりも年齢が高いこともあり，患者への話しぶりが落ち着いていると，コメディカルからの評判も上々です。専門は消化器内科全般ですが，最近は肝臓専門に絞って臨床をしたいと考えるようになっています。

モデルケース

医師「次の方どうぞ。お待たせしました。広瀬さんですね。私は医師の○○といいます。今日はどうされましたか？」

患者「2〜3週間前からね，ちょっと胸なのか，お腹なのかわからないんですけど，ちょっとお腹の真ん中のあたりが違和感があるんですよ。ずっと続くもんでね，一度検査をしたほうがいいんじゃないかなと思ってきました」

医師「そうですか。数週間も続いているんですね。それはちょっと辛いですよね。お通じとかは最近どうですか？　色とか変わったりしてませんか？」

患者「便は，普通に出ますね。下痢っていうわけでもないし，色も普通です。赤かったりもしません」

医師「なるほど。それはよかったです。それでは，食事と違和感って関連したりしますか？　例えば，食べたら違和感がおさまるとか？」

患者「…ええと，そうですねえ，それほど関連はないと思います。ずっと違和感がある感じです。そういえば朝のほうがちょっと辛い感じはあるかもしれません」

医師「そうですか。朝にねえ…。こうした状態が長引くとご不安にもなると思いますけど，広瀬さん自身として，何かこんな病気だったら嫌だなとか，ひょっとしたらこんな原因なんじゃないかなとか症状に関して思うことってありますか？」

患者「そうですね，私としては，父をちょうど今の私と同じくらいの年齢で亡くしていまして，胃がんだったということなんですが…だから，そうした不安はありますよね。これが症状の原因かも…っていうのは思い当たらないですね。私は酒もたばこもやりませんし，こんなに不調が長引いたことも生まれて初めてなもので。特に今まで病院にもかかったこともないですから」

医師「なるほど。胃がんですか…。お父様がかかられたのであれば，より心配になりますよねえ…わかりました。それでは，まずは身体診察をさせてください」

──　医師，指示を出しながら丁寧に身体診察を行う。

医師「特に身体診察上は，緊急性がありそうな状態ではないですね。それはご安心ください。それでは，検査を進めていきましょうね。まず，本日できる検査としては，レントゲンや心電図，採血などがありますから，行っていきましょう。何かこれを調べてほしいなどご希望はありますか？」

患者「ええと，採血とか，心電図はどうでもいいんですよ。むしろ費用もかかるのであれば止めてほしいんですけど。胃カメラっていうんですか？　あれをすぐにやってほしいんです。できますよね。今日検査？」

医師「なるほど，そうですか。内視鏡が希望なんですね。ただ，内視鏡は通常は予約検査ですから，当日は難しいんですよ。それに内視鏡を行う前に，

普通は先ほど申し上げたような検査をまず行って，内視鏡が安全に行えるのか，特定の感染症がないか，他に追加検査が必要ではないのかといったことも事前情報として調べておくものなんですね」

―― 患者は，自身の要望を聞き入れられないとわかると，突然苛立ち，不機嫌な口調に。

[患者]「はあ，そうはいってもなあ。先生，だってもう数週間も違和感が続いているわけじゃないですか？ これって緊急性がありますよね？ すぐにやってもらえるように昨日の晩から食事もとってないんですよ。だからこれから，お願いできませんかね？ 今日も何時間も待たされてるんですよ」

―― 患者は強い口調でクレームをいうが，医師はことさら努めて冷静な口調で応対する。

[医師]「なるほど。診察までお待たせしたのは申し訳なかったと思います。ただちょっとうちの施設では当日に，予約なしで内視鏡検査を行うのはよほど緊急性があると判断された以外には難しいんですよ。今日内視鏡を受けることになっている予約の患者さんもおられますし，飛び込みは受け付けてませんので…申し訳ありませんが…」

―― 患者はさらに苛立った口調になり，興奮し始める。

[患者]「そうですか。じゃあ結構です!! ここではこれ以上検査はしません。内視鏡検査を今日やってくれる病院に紹介状を書いてください。今日は休みをとっているので，今日中に検査をやらないと無駄になってしまいますから。私こうみえて忙しいんですよ。今日逃すと，もう何か月も休みとれないんですがねえ」

[医師]「そうですか。お忙しいんですね。それでは，紹介状をお書きしますね。ただ，その内容についてですが，紹介先の医療機関が本日内視鏡をしてくれることは保証はできるものではありませんよ。別にわれわれも広瀬

さんに意地悪しているわけではなくて，どの医療機関も普通は後日予約で行う検査なので…。よほど緊急性があれば別ですが，先ほどの身体検査でも，問診の結果でも，まあ，それほど，心配いらないのではないかとこちらも判断したものですから…」

── すると，突然患者は我慢しかねたように顔を真っ赤にして怒り出して，まくしたてるように興奮して大声を上げます。

[患者]「身体診察は大丈夫だったっていうけど，あんたが行った診察にどれほど信頼性があるんだ!! 患者が緊急性があるって言ってるんだから，緊急性があるんじゃないのか!! こっちはずっと苦しんでるんだぞ!! それを何だ!! じゃああんたは，今の私の状態が絶対に緊急性はないと保証してくれるんですね? 何の検査も必要ないと!!」

── 急に興奮して大声を上げる患者に医師は驚きますが，うろたえたほうが負けだと思い，努めて冷静に振る舞おうとします。

[医師]「いや，そうは申し上げておりません。むしろ，検査の必要があるので進めていきましょうと申し上げています。ただ，今日緊急で内視鏡を行うほどではないので，事前にそれ以外の検査をしたうえで内視鏡の予約をしましょうと申し上げて…」

── 患者はさらに怒り出して，医師の言葉を遮ります。

[患者]「だ〜か〜ら〜!! 俺は今日内視鏡を受ける必要があるって言ってるの!! あんたなんかに判断できないでしょ? 今日やらなくていいなんてさ，ちょっとした診察だけで，なんでわかるの? その根拠は何なんだ!! だいたいさあ，あんた，俺より年下でしょ? たかだか医者やって10年くらいだろ? もっとキャリアのある先生だったら，即座に内視鏡しましょうって言ってくれるよ!! なんなんだよ，あんたの対応はさあ。患者っていってもこっちは客なんだよ? 客のニーズにこたえるのがサービス業なんじゃないの!! 俺の業界だったら，あんたみたいな対応

モデルケース

じゃあ商売成り立たないよ!! ふざけてるねえ，なあ，あんた大学どこ出たの？」

[医師]「…。う〜ん，私の大学がどこであるのかはちょっと関係ないかもしれませんが…。まあ，広瀬さん，落ち着きませんか？ あまり声を荒げても他の患者さんの迷惑になりますし…」

[患者]「迷惑？ ふざけんなよ。あんたの対応が悪いからこうなってんだろ？ こっちのほうが大迷惑だよ!! じゃあさ，俺はこのまま帰るけどさ，これって診療拒否ってことになるよね。商売柄，保健所とか行政にはいろいろ知り合いがいますから，この対応をしかるべきところに告発しますからね!! そうそう，それとさ，このまま帰ってもし俺に何かあったら，当然責任とってくれるんだよね？ だって，あなたは今は緊急性がないって診察で保証してくれたんでしょ？ じゃあ当然だよねえ？ 一筆書いてくださいよ。今，用意しますから!! 帰宅させても問題ないことを保証しますってさあ!! それにこの診察まで待たされた時間も全くもって無駄だよね。どうしてくれんの。あんた，この保証も当然してくれるんですよね!!」

──医師の落ち着くように求める促しも効果なく，大声を上げて興奮し，さらに自身の要求が当然であることをアピールし，要求に従えない＝診療拒否だ，挙句には念書を書くように強要しようとします。診療を待った時間も無駄と述べ，それに対しての保証までも求めるなど，要求がエスカレートします。

((()))

いかがだったでしょうか？ このままのとおりではありませんが，実際にあったケースをデフォルメしてモデルケースとしております。

これほどの理不尽ではないかもしれませんが，皆さんも多かれ少なかれ似たような立場に追いやられ，医師として困り果ててしまった経験はあるのではないでしょうか？
モデルケースの医師は，コミュニケーション上はこれまで整理してきたスキ

ル・知識をフルに適用しつつ，できるだけ真摯に患者と対応しており，なんら間違ったことをしていないにもかかわらず，結果としてトラブルに至っています。

　同じ医師としては同情を禁じ得ない症例ですが，このようにこちらの対応には全く不備が見当たらなくとも患者の一方的な要求・医療への誤解や不信感のために問題が大きくなるケースは年々増えている印象です。

　もちろん，医療面接上トラブルに至るケースはこれまで本書で述べてきたようなスキルや着眼点に注意を払わなかったばかりに起きてしまうことが大半なわけで，自戒すれば防げるケースのほうが多いのかもしれません。しかし，このようにわれわれが全く非がないと思われる状況であってもトラブルが起きうる社会情勢になってきていることもまた事実といえます。

　こうしたケースが最近増加している理由としては，経済や社会環境が以前より厳しくなり，患者に余裕がさらになくなっていること，患者の権利意識の向上やインターネットの普及によって医学的な専門知識が手軽に手にできるようになった環境……などなどさまざま考えられますが，おそらく原因は一つではなく，複合的なものなのでしょう。

　そして，このようなケースは今後も増加することはあっても減少することはないと思うのが臨床上の実感です。

　本書の意義はわれわれ医師のコミュニケーション技量を向上するための知識を整理することにありますから，ともするとわれわれ医療者のスキル不足を内省する内容が多かったわけですが，こちらが非がなく，患者が常識的でない過度の要求をし続ける場合の対応の原則についても，転ばぬ先の杖として本書の最終章で整理しておきましょう。

 ## 患者はお客様？　要求は絶対なの？
～過度な要求に対しての対処法とは

　このモデルケースのように振る舞う患者の多くは，「自分は客なので，医療機

関であっても他のサービス業と同様の振る舞いをすることが許されて当然である」と誤った認識を持っています。確かに医療も厳然たるサービス業なわけですが、きわめて特殊なサービス形態を有していることは前述したとおりです〔第2章（⇒ 19頁参照）〕。その特殊性を誤った方向に都合よく拡大解釈してしまうと、患者は以下のような誤解を持って医療サービスを受けようと考えてしまうことになります。

 ## トラブルに直結する患者の医療に対するよくある誤解

- 医療の「不確実性」に対しての誤解
    - 診察や検査を行えば100％原因がわかる
    - 投薬や治療は等しく誰に対しても同様の効果がある
    - 副作用／副反応，合併症は必ず予見できる
- 医療「契約」についての誤解
    - 患者は医師の診察・治療に協力する義務はない
    - 医師はどのような疾患も必ず治す義務がある
    - 医師はどのような患者でも診察・治療する義務がある

➡コラム12（⇒ 246頁）参照

　医療は提供者たる医師と消費者たる患者の間に圧倒的な情報の非対称性があることもその大きな特徴でありました。それをふまえれば、医療の不確実性については誤解が生じてもある程度は仕方のない部分もあるわけで、われわれ医療者も事あるごとに根気強く説明をしていかなければならないわけですが、特に医療の不確実性に関しては、医療面接においてのさまざまな説明のなかでも、最も患者の理解が深まらない分野で、患者を納得させる説明の難易度は高いところです。

　医療機関にはさまざまな患者が来院しますが、現状の医療システムにおいては、そこに選別もふるいも何もかけていないわけですから、当然、認知の歪みが

高度な患者がフリーアクセスで常にある一定確率でやってくることになります。

こうした患者は，ベースラインとしても説明がありのままに入りづらい傾向（説明を自己解釈して歪んだ理解になってしまう）にあり，患者自身あるいは家族が疾病に罹患したという切迫した状況は，さらにこの傾向を推し進め，患者を説明を理解しづらい心理精神状態に至らせるのです。

結果，医療の不確実性についての誤解が維持されやすい素地が生まれるわけです。

診察や検査を行えば100％原因がわかると信じ込むような，われわれからみれば妄想に近いような勝手な解釈を持った状態で医療機関を受診をしたりします。

また，医療者が医療行為においてのリスクや一般的な経過・反応などを詳しく説明しても，投薬や治療に反応しないのはおかしいと激しいクレームをつけたり，副作用や合併症が予見できなかったのは医療者側の手落ちなのではないかと，被害感情が高まり，過度な反応を取ったりもします。

医療契約についての誤解に関しても同様です。もともと物事を額面どおり受け取りづらい認知や性格傾向の人間が，ある意味，心理的に追い込まれた「患者」という状態となった際に起きるのでしょう。

医療機関に患者として来院しておきながら，こちらが医学的にみて必要だと考える診察や治療を頭ごなしに否定したり，非協力的であったりします。そして，そのようなことを要求する者に限って，完治しなければすべてこちらのミスだと言わんばかりの態度に出たり，少しでも具合が悪くなると，医療機関の都合など全く意に介せず来院し「すぐに診てほしい」などと自分勝手な要求をしたりします。

少し悪知恵が回ったり，クレームを入れることに慣れている場合には，「どんな患者でも医者はみないといけないんだから，診てほしい，診療拒否にあたるぞ!!」などとこちらが，怯むような理由を述べて自分の権利のみを要求しようとしたりしたりします。なぜわれわれが怯まなければならないのかは，日本の現行法律に起因するのですが，詳しくはコラム12（⇒ 246頁）を参照ください。

これらは，地域差もありますが，物語上のお話ではなく，実際の日本の医療現場で起きていることなのです。ある程度の社会常識があれば，無理難題であると

わかりそうなものですが，それがわからない患者も少なからず存在するというわけです。

こうしたわれわれの説明を歪曲解釈しやすい患者をすべて忌避するということは現状の医療制度においては困難であって，われわれも一定の対応策を念頭において用心して医療面接にあたらなければなりません。悲しい話ですが，性善説一辺倒では，立ち行かない医療現場となりつつあります。

以下，代表的な用心の仕方・心構えについて整理していきます。

用心の仕方：医療の不確実性についての誤解はどの患者にも程度の差はあれ存在するものと思え

病気になって治りたい思いが強い患者が，患者のパーソナリティの歪みいかんにかかわらず，ごく正常な反応としても医師からなされる説明の希望的な要素しか聞かない傾向にあることは，さまざまな研究から明らかになっています。「耳に障る話かもしれませんが，これは皆さんにお話している内容ですので」と前置きしたうえで，不確実性の要素についてはなるべく平易な言葉で説明し，少しでもわかっていなさそうな（不確実性から目をそむけているような）雰囲気を感じとった場合は，説明の歩みを止めるくらいの慎重さが必要です。

緊急性を有する状態であれば，もちろんそんな悠長なことは言っていられませんよね。しかし，細部にわたって説明できない場合でもできるだけ医療行為を行う前に事前説明をしたうえで「不確実性を告知した」という姿勢を明確に見せ，（もちろん患者・家族の気分を害さない一般的な医療面接の配慮は必要です）こうした説明の後には，説明を行った旨をカルテに残しておくのが理想といえます。

こうした内容を患者に告知したりカルテに記載しても，患者・あるいはその家族から法的に訴えを起こされるというリスク低減にはつながらないのですが，いざ訴訟になった際には，こちらの言い分が認められることにつながります。

現在の日本の医療環境においては，確実に言いがかりレベルの事案であったとしても，患者側が訴えを起こしたら，医療者側がいくばくか悪いのではないか？

とされるような風潮にありますから，われわれに落ち度がないということを，後から振り返っても問題のないように，明示しておく癖を日ごろからつけておくことは重要なのです。

4 用心の仕方：医療の不確実性を盾にして要求を通そうとする患者に対しては医療面接では応対しない

　このような患者は多少の医療の実情や知識があったり，保険や法律の知識があることが多いので，注意が必要です。純粋に治りたい一心から，作為的でなく，医療の不確実性に対しての説明が理解できないのであればまだ救いがあるのですが，なかにはわれわれ医師が「絶対にそうだとは言い切れない」ことを知っていて，これを逆説的に利用することで診療上の立場を優位に進めて思いどおりのサービスを受けようとしたり，過度な要求を通そうとする患者群も少なからず存在します。

　そしてそのような患者は数年前と比較して増加している印象です。モデルケースもこの例に該当するでしょう。

　こうした患者群に対しては，医療面接という枠組みで応対するのみでは，「患者」を称する者（いわゆる患者もどき）の思うツボなのです。

　われわれが医師の務めを忠実に遂行しようと患者もどきを患者扱いすればするほど，対応も後手に回ることになり，結果として相手の要求がどんどんエスカレートすることにつながります。ポイントとしては，われわれの頭を「医療面接モード」から，そうした「患者もどき対応モード」に，いかに早く切り替えられるかというところでしょうか？

　切り替えについては，もちろん慣れ（あまり慣れたくないシチュエーションですが…）の要素もあるのですが，その患者に行ってきた医療面接に自分がどれだけ自信が持てるかということのほうが，要素としては大部分を占めるかもしれません。自分の医療面接のスキルにそれほど問題はなかったはずだと自信を持って振り返るためには，日々の医療面接において，どんな患者においても，そして自分がどんなコンディションにあっても，最低限のクオリティを出せる程度まで鍛錬しておく必要があるといえます。基礎練習を怠ったスポーツ選手が試合当日活躍でき

ないのと同様に，**通常の医療面接のスキルを向上させるということは，問題患者への対応も円滑にする効果がある**といえましょう．

 ## 5 患者もどきへの対処法〜医療面接の枠組み外での対応を考慮すべきとき

われわれ医師は，患者を「患者」として扱うことには慣れています．病院・診察室という環境もそれに拍車をかけますよね．われわれは「医療面接」モードで患者に対応する思考に入っているわけですから，上記のような患者に対しても同様に医師と患者の関係性を維持させたコミュニケーションを取りがちで，なるべくその枠組み内でおさめようと苦慮するはずです…が，そもそも当該患者は，明らかに無理難題を述べ，いわゆる「患者」の範疇を逸脱した存在であるわけですから，その段階で通常の患者対応をしていても埒が明かないのです．論理的に考えれば自明なことです．

しかし，実際に患者にクレームを言われたり，大声を上げて騒がれたりすると，われわれとしても慌てますし，「何か不備があったのではないか？　こっちが悪いのかな？」などと考えてしまい，無理難題を述べる者を，必要以上に「患者扱い」してしまうという，逆説的な心理状態に陥ってしまいがちです．

患者もどきへの実際の対処法

だからといって，いきなり「あなたを患者扱いはしません」と，それまでの関係性をばっさり切り捨て，声高々に宣戦布告をするのは上手いやり方ではありません．

一応，ある程度の傾聴や共感の姿勢をみせ，クレーマーを一応「患者」扱いしつつも，心のもう一方では，この「患者もどき」とこれから「交渉」しなければならないのだと少し冷静で一歩引いた視点で考える心構えが必要だということです．

そして，過度な要求については絶対に応じない姿勢をみせること，1人では対応せず，同僚・あるいは上級医，あるいはコメディカルも一緒に対応すること，できれば患者に宣言したうえで録音あるいは詳細に記録するなどして後日の客観

性を担保することなどの原則を保持することが重要となるでしょう。

また，医療面接の枠組みからは離れるわけですから，過度な要求をずっと傾聴したり，支持的態度で接する必要などありません（多少の受容的な態度は必要です。程度問題として，割合を少なくしてもよいということです）。

医療面接では，患者の申し出をいかに受容するのかというところがコミュニケーション上重要な点でありましたが，そこまで気にする必要はないということです。

もちろん，こちらも患者と同様に興奮したり，「目には目を」の姿勢で罵りあいに参戦しましょうといっているわけでもありません。

そのような場合は，興奮する患者とは逆に，努めて冷静な口調にします。そして，上記の原則に示した対応を行いつつ，毅然とした態度で，受け入れられないものは受け入れられないという姿勢を改めて繰り返し続けるということです。

また，少しでも脅迫めいたことを言われたり，業務を妨害されるような状態にまで至っているのであれば，警察に通報することも辞さない思い切りも打開策として必要になることも多いです。

法的には，暴力を振るわれる，物品が壊されるなどの明らかな証拠がなくても，通常の利用者（患者）としての振る舞いから逸脱し，医療機関の正常な業務を妨げるような状態であれば，威力業務妨害罪は適応できるようです。

一定の確率で起こりうることという開き直りも重要

こうした対応を円滑に進めるために，心構えとして重要なのは「トラブルはある一定の確率で必ず起こりうる」という開き直りです。

われわれ医師は患者からクレームを言われ，トラブルに至りそうになると，どうしても自分の責任として対処しがちで，なおかつ「きちんと処理できなかった」ことを恥・負い目として感じる職種です。

しかし，この考え自体が既に「通常の」医師患者関係に立脚したものです。

これまで本書で整理してきたコミュニケーションスキルに注意して真摯に，そして丁寧に患者に接してきてもトラブルに至るのであれば，それはわれわれ医師

の責任ではないのです。こうした迷惑患者に遭遇するのは，あくまで確率論の問題と割り切れる切り替えが重要といえます。

　自分に全く責任がないと言い切れるほど，自分のコミュニケーションスキルに自信が持てない…でしょうか？　確かにそうですね。私も偉そうに書いてはいるもののすべての医療上のコミュニケーションにおいて，常に100点のはずもありませんし，そんな自信もありません。

　しかし，よしんば多少こちらのコミュニケーションが完璧ではなかったとしても，患者が常識的に考えて明らかに的はずれなことを要求したり，それが通らないなら大声や迷惑行為，恫喝脅迫に類するようなことを続ける根拠には，到底なりえないのです。

　モデルケースを例に挙げてみれば，患者と称する者は，自分の勝手な都合(今日しか休みがない)を医療機関に押し付け，その要求を満たすのが医療だと言わんばかりの口ぶりに終始します。それが，かなわないと見るや，大声を上げてまくしたて，待ち時間でさえも無駄だと言ってみたり，身体が今現在，万全であることを証明する書面(念書)を書けなどという過度の言い分を述べます。いずれも通常の医療からは逸脱している行動だといわざるをえませんし，ただの我儘を通すための方便にすぎません。

　この段階で，通常の医療面接には早々に見切りをつけた対応法を検討すべきだということです。

医療契約の法的な位置づけとは？

　法的には，医療行為は「準委任契約」というカテゴリーにあたります。これは医療以外の実生活においては，不動産の売り買いを不動産業者に行ってもらったり，旅行にいく際に代理店にチケットやホテルの予約の代行を依頼するのと同じカテゴリーです。つまり，仕事の実施を目的とする契約であり，仕事の完成を目的とする請負契約とはまったく別のものです。

例えば，不動産を買いたい人が，「俺はこれしか金を支払いたくないから，（実勢相場より 1/10 程度の値段の）土地やマンションを今すぐ探してこい，探せなかったらただじゃおかないぞ!!」と大声を上げたらどうでしょうか？「この値段では無理ですよ」と不動産業者は冷静に述べるでしょうし，こうした輩があまりに騒ぐようなら，すぐに警察に連絡するはずです。

法的な解釈としてみれば，われわれに無理難題を押し付けるような患者は，上記比喩と同義であるわけです。あまりに無理難題を述べる患者については，警察預かりにしてもよいということになるのです。

ただ，その場所が医療機関で，消費者が患者を名乗っていて，患者は一方的な弱者であるという，社会通念上，何となく疑いようのない背景があるため，わかりづらくなっており，われわれが踏ん切りがつかないだけのことです。

われわれが真面目にクレーマーを患者扱いすればするほど，法的には当たり前である対応がとりづらくなるのです。

法律ついでに述べれば，前述したようにわれわれの診療行為は請負契約ではありません。請負契約の代表例は，家などを建築する際に工務店や大工さんなどに頼んで建物を建ててもらう場合などがこれにあたります。この場合は，依頼した家が瑕疵なく完成した時点で代金を支払うわけで，請負契約とは仕事の完成が前提となっている契約なわけです。

医療行為は請負契約ではなくて，「準委任契約」なわけですから，検査による完全なる原因の判明や疾病の完治をしなければならない「請負契約」ではありません。われわれの専門分野である医学上の診療行為を患者から「任せられる」契約にすぎないのです。もちろん患者の身体不調の原因がつまびらかに明らかになったり，完治することに越したことはないし，それを目指すよう医師は最大限の努力をすべきですが，そもそも法的にはそこまでの責務を負っていないのです。

医師はどんな疾患でも治さなければならないといった態度で要求し続ける患者には，こうした知識を念頭におきつつ（しかし表立って表明すると火に油を注ぐので）「この患者は過度な要求をしているのだ」とみなし，われわれは負い目を感じず，粛々と，冷静に対処する必要があるといえます。

これをふまえれば,「患者は医師の診察・治療に協力する義務はない」とする態度を表明し続ける患者も法的には,医師として契約を結ぶのが困難な存在であることもわかるはずです。

　医師は患者から診療行為を「任せられる」存在にすぎません。あくまで主体は患者であるわけですから,結果を求めるのであれば,患者のある程度の協力は不可避である契約であるはずなのです。

　われわれ医師の説明の仕方に問題がある場合もありますが,いくら説明をしても診察治療に協力的でない患者については,患者としての健康の維持や疾病の加療という結果を要求される筋合いは,そもそもないことがわかると思います。

　モデルケースでは（完全に自分の健康が問題ないと）念書をかけとまで要求されていますが,このような要求自体が医療の不確実性や医療契約の無理解に立脚した理不尽なものであるということがわかりますよね？

　患者は専門家である医師に診療を任せている存在にすぎませんから,仮に診療上の多少の不備があったとしても,そうした行為は行きすぎたものであることは冷静に考えれば十分判断がつくわけです。

　最後に,冒頭のモデルケースを本章で整理した内容で対応したケースを記載します。

モデルケースに適応してみよう

診察に至る背景設定

患者は45歳男性。広瀬進（仮名）さんです。自営で保険外交の営業員をしています。数週間前から続く,心窩部の不快感を主訴に300床程度の総合病院内科外来に検査目的で受診しました。妻とは性格の不一致から5年ほど前に離婚しました。8歳になる娘が1人います。離婚調停で妻に親権を取られ,現在はいくばくかの養育費を払う代わりに,毎月1日だけ,会えることになっているのですが,そういう取り決めになったこと自体,不満に思っています。

[医師]「次の方どうぞ。お待たせしました。広瀬さんですね。私は医師の○○といいます。今日はどうされましたか？」

[患者]「2～3週間前からね，ちょっと胸なのか，お腹なのかわからないんですけど，ちょっとお腹の真ん中のあたりが違和感があるんですよ。ずっと続くもんでね，一度検査をしたほうがいいんじゃないかなと思ってきました」

[医師]「そうですか。数週間も続いているんですね。それはちょっと辛いですよね。お通じとかは最近どうですか？　色とか変わったりしてませんか？」

[患者]「便は，普通に出ますね。下痢っていうわけでもないし，色も普通です。赤かったりもしません」

[医師]「なるほど。それはよかったです。それでは，食事と違和感って関連したりしますか？　例えば，食べたら違和感がおさまるとか？」

[患者]「…ええと，そうですねえ，それほど関連はないと思います。ずっと違和感がある感じです。そういえば朝のほうがちょっと辛い感じはあるかもしれません」

[医師]「そうですか。朝にねえ…。こうした状態が長引くとご不安にもなると思いますけど，広瀬さん自身として，何かこんな病気だったら嫌だなとか，ひょっとしたらこんな原因なんじゃないかなとか症状に関して思うことってありますか？」

[患者]「そうですね，私としては，父をちょうど今の私と同じくらいの年齢で亡くしていまして，胃がんだったということなんですが…だから，そうした不安はありますよね。これが症状の原因かも…っていうのは思い当たらないですね。私は酒もたばこもやりませんし，こんなに不調が長引いたことも生まれて初めてなもので。特に今まで病院にもかかったこともないですから」

[医師]「なるほど。胃がんですか…。お父様がかかられたのであれば，より心配になりますよねえ…わかりました。それでは，まずは身体診察をさせてください」

―― 医師，指示を出しながら丁寧に身体診察を行う。

[医師]「特に身体診察上は，緊急性がありそうな状態ではないですね。それはご安心ください。それでは，検査を進めていきましょうね。まず，本日できる検査としては，レントゲンや心電図，採血などがありますから，行っていきましょう。何かこれを調べてほしいなどご希望はありますか？」

[患者]「ええと，採血とか，心電図はどうでもいいんですよ。むしろ費用もかかるのであれば止めてほしいんですけど。胃カメラっていうんですか？ あれをすぐにやってほしいんです。できますよね。今日検査？」

[医師]「なるほど，そうですか。内視鏡が希望なんですね。ただ，内視鏡は通常は予約検査ですから，当日は難しいんですよ。それに内視鏡を行う前に，普通は先ほど申し上げたような検査をまず行って，内視鏡が安全に行えるのか，特定の感染症がないか，他に追加検査が必要ではないのかといったことも事前情報として調べておくものなんですね」

―― 患者は，自身の要望を聞き入れられないとわかると，突然苛立ち，不機嫌な口調に。

[患者]「はあ，そうはいってもなあ。先生，だってもう数週間も違和感が続いているわけじゃないですか？ これって緊急性がありますよね？ すぐにやってもらえるように昨日の晩から食事もとってないんですよ。だからこれから，お願いできませんかね？ 今日も何時間も待たされてるんですよ」

―― 患者は強い口調でクレームをいうが，医師はことさら努めて冷静な口調で応対する。

[医師]「なるほど。診察までお待たせしたのは申し訳なかったと思います。ただちょっとうちの施設では当日に，予約なしで内視鏡検査を行うのはよほど緊急性があると判断された以外には難しいんですよ。今日内視鏡を受けることになっている予約の患者さんもおられますし，飛び込みは受け付けてませんので…申し訳ありませんが…」

—— 患者はさらに苛立った口調になり，興奮し始める．

[患者]「そうですか．じゃあ結構です!! ここではこれ以上検査はしません．内視鏡検査を今日やってくれる病院に紹介状を書いてください．今日は休みをとっているので，今日中に検査をやらないと無駄になってしまいますから．私こうみえて忙しいんですよ．今日逃すと，もう何か月も休みとれないんですがねえ」

[医師]「そうですか．お忙しいんですね．それでは，紹介状をお書きしますね．ただ，その内容についてですが，紹介先の医療機関が本日内視鏡をしてくれることは保証はできるものではありませんよ．別にわれわれも広瀬さんに意地悪しているわけではなくて，どの医療機関も普通は後日予約で行う検査なので…．よほど緊急性があれば別ですが，先ほどの身体検査でも，問診の結果でも，まあ，それほど，心配いらないのではないかとこちらも判断したものですから…」

—— すると，突然患者は我慢しかねたように顔を真っ赤にして怒り出して，まくしたてるように興奮して大声を上げます．

[患者]「身体診察は大丈夫だったっていうけど，あんたが行った診察にどれほど信頼性があるんだ!! 患者が緊急性があるって言ってるんだから，緊急性があるんじゃないのか!! こっちはずっと苦しんでるんだぞ!! それを何だ!! じゃああんたは，今の私の状態が絶対に緊急性はないと保証してくれるんですね？ 何の検査も必要ないと!!」

—— 急に興奮して大声を上げる患者に医師は驚きますが，今までの対応にそれほど問題はなかったこと，仮に外来までの待ち時間が長かったなどの，医療機関側の問題があったとしても，大声を上げられたり，医療の枠組みを逸脱するような要求を聞き入れるほどの内容ではないと判断，医療面接以外の枠組みで対応すべき事案かもしれないと思いを巡らせつつ，努めて落ち着いた口調で切り返します．

[医師]「いや，そうは申し上げておりません．むしろ，検査の必要があるので進

めていきましょうと申し上げています．ただ，今日緊急で内視鏡を行うほどではないので，事前にそれ以外の検査をしたうえで内視鏡の予約をしましょうと申し上げて…」

―― 患者はさらに怒り出して，医師の言葉を遮ります．

患者「だ〜か〜ら〜!!　俺は今日内視鏡を受ける必要があるっていってるの!!　あんたなんかに判断できないでしょ？　今日やらなくていいなんてさ，ちょっとした診察だけで，なんでわかるの？　その根拠は何なんだ!!　だいたいさあ，あんた，俺より年下でしょ？　たかだが医者やって10年くらいだろ？　もっとキャリアのある先生だったら，即座に内視鏡しましょうって言ってくれるよ!!　なんなんだよ，あんたの対応はさあ．患者っていってもこっちは客なんだよ？　客のニーズにこたえるのがサービス業なんじゃないの!!　俺の業界だったら，あんたみたいな対応じゃあ商売成り立たないよ!!　ふざけてるねえ，なあ，あんた大学どこ出たの？」

医師「…．う〜ん，私の大学がどこであるのかはちょっと関係ないかもしれませんが…．まあ，広瀬さん，落ち着きませんか？　あまり声を荒げても他の患者さんの迷惑になりますし…」

患者「迷惑？　ふざけんなよ．あんたの対応が悪いからこうなってんだろ？　こっちのほうが大迷惑だよ!!　じゃあさ，俺はこのまま帰るけどさ，これって診療拒否ってことになるよね．商売柄，保健所とか行政にはいろいろ知り合いがいますから，この対応をしかるべき所に告発しますからね!!　そうそう，それとさ，このまま帰ってもし俺に何かあったら，当然責任とってくれるんだよね？　だって，あなたは今は緊急性がないって診察で保証してくれたんでしょ？　じゃあ当然だよねえ？　一筆書いてくださいよ．今，用意しますから!!　帰宅させても問題ないことを保証しますってさあ!!　それにこの診察まで待たされた時間も全くもって無駄だよね．どうしてくれんの．あんた，この保証も当然してくれるんですよね!!」

―― 医師の落ち着くように求める促しも効果なく，大声を上げて興奮し，さら

に自身の要求が当然であることをアピールし，要求に従えない＝診療拒否だ，挙句には念書を書くように強要しようとします。診療を待った時間も無駄と述べ，それに対しての保証までも求めるなど，要求がエスカレートします。

—— 医師は，さらに大声を上げる患者の要求が，さらに過度なものになったこともあり，完全に医療面接以外での対応に徹するべきだと判断します。

医師「広瀬さん。本日内視鏡を受けたいお気持ちはわかりますが，大声を上げて変わるものではないのです。まずは…，こうした場合，私だけで応対すると，規則上難しいことになりますので，他のスタッフも同席させてもらいます。それから…また，言った言わないの話になるのは，広瀬さんとしても不本意でしょうから，これからの記録を録音させてもらいますね。

—— 医師は，そう宣言すると，患者の同意の確認などせず，外来の看護師1名と事務員1名を呼び同席させ，自身のスマートフォンを取り出して，録音をします。

—— 患者は，何となくおおごとになりそうだ，まずいことになったなという表情をしますが，あとには引けないのか，再度，外来で待たされた時間が無駄になったこと，自分が苦しんでいるのに内視鏡検査を受けさせてくれないことなどを，少しトーンを落として話し始めます。望んだ診療を受けさせてもらえないのは診療拒否ではないのか，などとも繰り返し述べます。

医師「なるほど。広瀬さんのおっしゃりたいことはわかりました。先ほどもお伝えしたとおり，外来はこのとおり混み合っておりますので，お待たせしたことについては，申し訳なく思っております。ただ，最大限こちらとしても努力をしたことについてはご理解ください。そして，内視鏡を受けさせてもらえないとおっしゃることについてですが，当院で受けられないと言っているわけではなくて，本日は，内視鏡に向けた検査をする段階ですと申し上げております。それに従っていただけない状態では，医師としては，安全性も検査の妥当性も担保できませんから内視鏡を

オーダーしかねます。それに，施設利用の面からも，当院では，よほど緊急性のない限りは，当日飛び込みでの内視鏡検査はできないことになっています。この2つの理由で本日は，広瀬さんのご要望には沿えませんと申し上げました。

それから…診療拒否とおっしゃったことについてですが，診療拒否とは，診察も何もせずに追い返す状態のことだと認識しています。患者さんの要望に100％沿う以外はすべて診療拒否だということにはならないと思っていますが…」

[患者]「そんなこと聞いてるんじゃない‼ 俺は，辛いっていってるの‼ 患者なんだぞ‼ ふざけんなよ‼ その態度は何だ‼ 偉そうにしやがって‼」

—— 論理的に不利とみた患者は再度，診療拒否の件や内視鏡を当日要求したことについては，なかったことにして，再度興奮し，大声を上げながら自身が患者で辛いのだということをしきりに訴えます。同席した事務員，看護師は，「患者」が大声を出していることに怯みますが，医師は努めて冷静に，再度宣言します。

[医師]「広瀬さん，ここは病院の診察室で，他の患者さんもたくさんおられるところです。大声を上げる必要はないですよね。こんなに近くにいるわけですから，大声を出さなくてもわかりますから。それに，いくら患者さんといっても，一般的に守っていただくべきルールがありますので，それに従っていただけない場合は…しょうがないですね。こちらとしても，医療機関としての対応はあきらめることにします。これから，警察を呼びますね。広瀬さんも正しいことを言っているのかもしれませんが，こちらも十分言い分があると思いますよ。警察という第三者にも話しを聞いてもらったほうがお互いにとってよいでしょう」

—— 患者は，警察と宣言されて，とたんに怯み，「もういい，時間がないから帰る」などといい席を立ち，勝手に診察室から離れ，逃げ出すように帰ります。

医師は，その日の診察代が未払いであるということや，当該患者が今後，

他の医療機関に同様のことを繰り返す可能性があると考え，すみやかに診療科長や院長に顛末を報告したうえで，警察にも通報します。

通報を受けた警察は，保険証に記載されている患者の住所に赴き，当該事実を確認し，医療機関に当日の診療費を支払うように説得しました。後日それが履行されたため，医療機関としてもそれ以上は追及しないこととしました。以降，当該患者の来院はありません。

明日の医療面接のために！

- 医療の不確実性・医療契約についての誤解が根強い患者も一定数存在することを留意
- 患者だからといって，社会通念上，過度にあたる要求に応じる必要はない
    医療面接としての対応から，患者もどきに対しての対応への切り替えが必要
- 過度な要求についての共通対応
    絶対に応じない姿勢を見せる
    1人では対応しない。所属診療科，あるいは病院全体での対応に切り替える
    録音あるいは詳細に記録するなどして後日の客観性を担保する

コラム 12　医師の応召義務と診療拒否

「医師はどのような患者でも診察・治療する義務がある」

本文中にも患者がよく誤解する医療契約の一例として記載させていただきましたが，この項に関しては直ちに誤解であると医療者側が強くいいきれない法律の運用に現在ではなっていることを注意する必要があります。

医師法第19条1項には，「診療に従事する医師は診療治療の求があった場合には，正当な事由がなければこれを拒んではならない」とする一文があります。

「正当な事由」がどの範囲までであるのかは，医師法自体には明確に記載がされておらず，これまでに厚生省が正式に回答した内容・あるいは他の法律からの解釈によって類推しているのが現状なのです。

1. 天候不良で，事実上往診の不可能な場合
   （昭24.9.10　厚生省医務局長通知）
2. 医師の不在または，病気等により事実上診療が不可能な場合
   （昭30.8.12　厚生省医務課長回答）
3. 手術中など患者を収容しても適切な処置が困難な場合
   （昭39.10.14　厚生省総務課長通知）
4. 診療時間外で，休日夜間診療体制をとる地域で当番医を示して断る場合
   （昭49.4.16　厚生省医務局長通知）
5. 疾病又は負傷が自己の専門外である場合
   （保険医療機関及び保険医療担当規則第16条[転医及び対診]）

(注)5について：保険医は，患者の疾病又は負傷が自己の専門外にわたるものであるとき，又はその診療について疑義があるときは，他の保険医療機関へ転医させ，又は他の保険医の対診を求める等診療について適切な措置を講じなければならないと記載されており，これを鑑みれば，「適切な措置」を講じるという条件付きで

診療を断ることができると解釈されているようです。

　上記医師法第19条1項は，いわゆる医師の応召義務と呼ばれるものです。国家試験前にも必ず勉強する項目ですので，知らない皆さんのほうが少ないでしょう。
　医師法が施行された，医師や医療機関があまりに少ない時代背景であれば，特に「正当な事由」を明確に定義せず，曖昧にしておいたほうがむしろ都合がよかったのかもしれませんが，現代の医療環境・社会情勢においては，この正当な事由に明確な定義づけがなされていないばかりに，われわれは困ってしまうわけです。
　「正当な事由」に，迷惑行為や暴力行為を起こす者への医師としての振る舞いが記載されていないばかりに常識の範囲内を逸脱する内容の権利を要求したり，迷惑行為に及ぶような「患者もどき」に対してもある一定までは患者として対応せざるをえない＝診療を断りづらくなっている現状があります。そして，断りづらい程度ですめばよいのですが，抜け目ないハードクレーマーやモンスターペイシェントにとっては，この応召義務は自身の要求を押し通すための格好の餌となっている現状があります。
　この医師の応召義務を盾にとって，どんな患者でも診察する義務があると声高に叫ぶわけです。
　ちょっと怯みますよね。そのような患者に対しては，われわれはどう応対すればよいのでしょうか？

　結論から言えば，この「応召義務」を必要以上に声高に叫び，自身の要求を通そうとする患者については，「患者として」対応しなくてもよい（本文でも述べた，「医療面接として対応しない患者区分」いわゆる患者もどきグループとみな

して対応すべきである)ということです。

　よほど生命の危険性が切迫している状態であれば，また論点が変わってくるのかもしれませんが，そもそも応召義務を盾にとって「診療拒否するようなら訴える」などと叫ぶ余裕のある人間は，生命の危険性が切迫している状態にはない可能性のほうが高いわけですし，個人的な経験上からみても，そのほとんどは自身の要求に完全に沿って医療関係者が動いてくれないことが気に入らず苦し紛れに言い放っていることがほとんどです。

　本文でも述べましたが，そういった人を患者扱いしても埒が明かないわけです。「医療の枠外で対応する」と，こちらの頭をいかに早く切り替えられるかというところが勝負ともいえます。

　応召義務違反，平たくいえば診療拒否という状態は患者が求めているにもかかわらず，医師として患者の話も聞かず医師の責務を果たさず何もしないことですが，こうしたトラブルに至った経緯そのものが，一応話も聞いているし，こちらができることの限界を提示し，その結果相手方が納得していない場合であることがほとんどだからです。これは厳密な意味では診療拒否にはあたりませんよね？

　そうなると，不利であるのは患者と称して難癖をつけてくる人のほうになります。

　ただし，本章でも述べたようにその顛末を記録に残しておくことは必須です。できればスマートフォンやICレコーダーなどで音声を録音し，難しければカルテに記載をしましょう。経過を克明にすればするほど，相手の非論理性が明らかになり，こちらが単純に診療拒否をしているわけでないことが詳らかになるわけです。

参考文献

和文

- 市川直明:成人がん患者・家族とのエンドライフコミュニケーション.PILAR PRESS,2012
- 上野治香,他:日本の慢性疾患患者を対象とした服薬アドヒアランス尺度の信頼性及び妥当性の検討.日健教誌 22:13-29,2014
- 小川敬之,他:認知症の作業療法 エビデンスとナラティブの接点に向けて.医歯薬出版,2009
- 奥田弘美,他:メディカルサポートコーチング.中央法規,2012
- 尾内康彦:患者トラブルを解決する「技術」.日経BP社,2012
- 笠原嘉:精神科における予診・初診・初期治療.星和書店,2007
- 岸本暢将,他:外来診療コミュニケーションが劇的に上手くなる方法.羊土社,2008
- 児玉知之:一般臨床医のためのメンタルな患者の診かた・手堅い初期治療.医学書院,2011
- 小長谷陽子,他:平成21年度老人保健健康増進等事業による研究報告書;平成21年度認知症介護研究報告書;認知症高齢者に対する非言語性コミュニケーションシグナル―リハビリテーション(NCR)プログラムの開発と評価に関する研究.pp26-65,2010
- 佐藤綾子:医師のためのパフォーマンス学入門.日経BP社,2011
- 杉井要一郎(監訳):コーチングのすべて.英治出版,2012
- 田中かず子:感情労働としてのケアワーク.上野千鶴子,他(編):ケアその思想と実践 2(ケアすること).岩波新書,2008
- 東山紘久:プロカウンセラーの聞く技術.創元社,2000
- 深澤直之:医療現場のクレーマー撃退法.東京法令出版,2012
- 牧野久美子,他:癒しを目的とした人に触れるケアの実践者に対する意識調査(第二報)―タクティールケア実践のケア意識の因子構造とその関連要因―.日本認知症ケア学会誌 10:339,2011
- 山下正秀,他:本邦における服薬コンプライアンスの現状と課題―北里大学薬剤部の調査を続けて.新潟県厚生連医誌 11:71-76,2000

欧文

- Agarwal NA, et al : A comparative analysis of the quality of patient education materials from medical specialties. JAMA Intern Med 173 : 1257-1259, 2013
- Ambady N, et al : Surgeons tone of voice: A clue to malpractice history. Surgery 132 : 5-9, 2002

- Andersson K, et al : Working with massage-A grounded theory about the energy controlling system. Complement Ther Clin Pract 13 : 258-265, 2007
- Atlas SJ, et al : Patient-physician connectedness and quality of primary care. Ann Intern Med 150 : 325-335, 2009
- Bach PB, et al : Primary care physicians who treat blacks and whites. N Engl J Med 351 : 575-584, 2004
- Baker DW, et al : Health literacy and performance on the Mini-Mental State Examination. Aging Ment Health 6 : 22-29, 2002
- Baker DW, et al : Health literacy, cognitive abilities, and mortality among elderly persons. J Gen Intern Med 23 : 723-726, 2008
- Bangalore S, et al : Fixed-dose combinations improve medication compliance: a meta-analysis. Am J Med 120 : 713-719, 2007
- Bass PF 3rd, et al : Resident's ability to identify patients with poor literacy skills. Acad Med 77 : 1039-1041, 2002
- Beach MC et al : Relationship-centered care: A constructive reframing. J Gen Intern Med 21 : S3-8, 2006
- Bennett IM, et al : The contribution of health literacy to disparities in self-rated health status and preventive health behaviors in older adults. Ann Fam Med 7 : 204-211, 2009
- Berkman ND, et al : Low health literacy and health outcomes: an updated systematic review. Ann Intern Med 155 : 97-107, 2011
- Bertakis KD, et al : The communication of information from physician to patient: a method for increasing patient retention and satisfaction. J Fam Pract 5 : 217-222, 1977
- Bostock S, et al : Association between low functional health literacy and mortality in older adults: longitudinal cohort study. BMJ 344 : e1602, 2012
- Burton C, et al : ABC of Medically Unexplained Symptoms. John Wiley & Sons Ltd, New York, 2013
- Caporael LR : The paralanguage of caregiving:Baby talk to the institutionalized aged. J Pers Soc Psychol 40 : 876-884, 1981
- Carr PL, et al : Characteristics and outcomes for women physicians who work reduced hours. J Womens Health (Larchmt) 12 : 399-405, 2003
- Cassileth BR, et al : Why are its goals imperfectly realized? N Engl J Med 302 : 896-900, 1980
- Cavanaugh K, et al: Association of numeracy and diabetes control. Ann Intern Med 148 : 737-746, 2008
- Cho YI, et al : Effects of health literacy on health status and health service utilization amongst the elderly. Soc Sci Med 66 : 1809-1816, 2008

- Clayman M, et al : Autonomy-related behaviors of patient companions and their effect on decision-making activity in geriatric primary care visits. Soc Sci Med 60 : 1583-1591, 2005
- Cooper LA, et al : Patient-centered communication,ratings of care and concordance of patient and physician race. Anna Inter Med 139 : 907-915, 2003
- Delbanco T, et al : Inviting patients to read their doctor's notes: a quasi-experimental study and a look ahead. Ann Intern Med 157 : 461-470, 2012
- Delbanco T, et al : Open notes: doctors and patients signing on. Ann Intern Med 153 : 121-125, 2010
- Dimatteo MR, et al : Health beliefs, disease severity, and patients adherence: a meta-analysis. Med Care 45 : 521-528, 2007
- Dimatteo MR, et al : Variations in patients adherence to medical recommendations. JAMA 271 : 79-83, 1994
- Dorsey ER, et al : The influence of controllable lifestyle and sex on the specialty choices of graduating US medical students 1996-2003. Acad Med 80 : 791-796, 2005
- Edvardsson JD, et al : Meanings of giving touch in the care of older patients:becoming a valuable person and professional. J Clin Nurs 12 : 601-609, 2003
- Epstein RM, et al : Self-monitoring in clinical practice: a challenge for medical educators. J Contin Educ Health Prof 28 : 5-13, 2008
- Fiske ST, et al : A continuum of impression formation, from category-based to individuating processes: Influences of information and motivation on attention and interpretation. In Zanna MP(Ed) : Advances in experimental social psychology, Vol 23. pp1-74, Academic Press, New York, 1990
- Godwin Y : Do they listen? A review of information retained by patients following consent for reduction mammoplasty. Br J Plast Surg 53 : 121-125, 2000
- Gordon EJ, et al : Health literacy skills of kidney transplant recipients. Prog Transplant 19 : 25-34, 2009
- Griffin SJ, et al : Effect on health-related outcomes of interventions to alter the interaction between patients and practitioners: a systematic review of trials. Ann Fam Med 2 : 595-608, 2004
- Hagedoorn M, et al : Structure and reliability of Wares Patient Satisfaction Questionnaire 3 Patient satisfaction with oncological care in the Netherlands. Med Care 41 : 254-263, 2003
- Hall JA, et al : Linking in the physician-patient relationship. Patient Educ Couns 48 : 69-77, 2002
- Hall JA, et al : Patient gender and communication with physicians: results of a community-based study. Womens Health 1 : 77-95, 1995

- Hall JA, et al: Womens and mens nonverbal communications: Similarities, differences, stereotypes, and origins. pp201-218, SAGE publications, Thousand Oaks, California, 2006
- Harrington J, et al : Improving patients communication with doctors: A sysytematic review of intervention studies. Patient Educ Couns 52 : 7-16, 2004
- Hickson GB, et al : Obstetricians prior malpractice experience and patients satisfaction with care. JAMA 272 : 1583-1587, 1994
- Inui TS, et al : A flag in the wind: Educating for professionalism in medicine. Association of American Medical Colleges, Washington, 2003
- Ishikawa H, et al : The relationship of patient participation and diabetes outcomes for patients with high vs. low health literacy. Patient Educ Couns 84 : 393-397, 2011
- Kahneman D, et al : Objective Happiness. Well-Being: The Foundations of Hedonic Psychology. pp3-25, Russel Sage, New York, 1999
- Kenneth JA : Uncertainty and the Welfare Economics of Medical Care. American Economic Rev, No5, 1963
- Kindelan K, et al : Concordance between patients information preferences and general practitioner's perceptions. Psychol Health 1 : 399-409, 1987
- Korsch BM, et al : Gaps in doctor-patient communication. 1. Doctor-patient interaction and patient satisfaction. Pediatrics 42 : 855-871, 1968
- Kothawala P, et al : Systematic review and meta-analysis of real world adherence to drug therapy for osteoporosis. Mayo Clin Proc 12 : 1493-1501, 2007
- Krasner MS, et al : Association of an educational program in mindful communication with burnout, empathy, and attitudes among primary care physicians. JAMA 302 : 1284-1293, 2009
- Krupat E, et al : Information and its impact on satisfaction among surgical patients. Soc Sci Med 51 : 1871-1825, 2000
- Krupat E, et al : The practice orientations of physicians and patients: The effect of doctor-patient congruence on satisfaction. Patient Educ Couns 39 : 49-59, 2000
- Langewitz W, et al : Spontaneous talking time at start of consultation in outpatient clinic:cohort study. BMJ 325 : 682-683, 2002
- Lebow JL : Research on the treatment of couple distress. J Marital Fam Ther 38 : 145-168, 2012
- Levinson W, et al : Patient-physician communication: it's about time. JAMA 305 : 1802-1803, 2011
- Levinson W, et al : Physician-patient communications. the relationship with malpractice claims among primary care physicians and surgeons. JAMA 277 : 553-559, 1997
- Lindau ST, et al : Improving rates of cervical cancer screening and Pap smear follow up for income women with limited health literacy. Cancer Invest 19 : 316-323, 2001

- Lucksted A, et al : Recent developments in family psychoeducation as an evidence-based practice. J Marital Fam Ther 38 : 101-121, 2012
- Lundahl B, et al : Motivational interviewing in medical care settings: a systematic review and meta-analysis of randomized controlled trials. Patient Educ Couns 93 : 157-168, 2013
- Makoul G, et al : Health promotion in primary care:physician-patient communication and decision making about prescription medications. Soc Sci Med 41 : 1241-1254, 1995
- Marvel MK, et al : Soliciting the Patients agenda:Have we improved? JAMA 281 : 283-287, 1999
- Matsumura K, et al : Impact of antihypertensive medication adherence on blood pressure control in hypertension: the COMFORT study. QJM 106 : 909-914, 2013
- Mazzaglia G, et al : Adherence to antihypertensive medications and cardiovascular morbidity among newly diagnosed hypertensive patients. Circulation 120 : 1598-1605, 2009
- Mckay J, et al : Messages(Communication Skills). New Harbinger Publications, London, 1983
- Mehrabian A : Silent messages. Wadsworth, Belmont, California, 1971
- Miller WR, et al : Rollnick S. Motivational Interviewing: Helping People Change, 3rd Edition, Guilford Press, New York, 2013
- Mitchell SE, et al : Health literacy and 30-day postdischarge hospital utilization. J Health Commun 17 : 325-338, 2012
- Morisky DE, et al : Predictive Validity of a medication adherence measure in an outpatient setting. J Clin Hypertens 10 : 348-354, 2008
- Oxman TEP, et al : problem-solving treatment and coping styles in primary care for minor depression. J Consult Clin Psychol 76 : 933-943, 2008
- Parker RM, et al : Preparing for an epidemic of limited health literacy: weathering the perfect storm. J Gen Intern Med 23 : 1273-1276, 2008
- Peterson PN, et al : Health literacy and outcomes among patients with heart failure. JAMA 305 : 1695-1701, 2011
- Roter DL, et al : Doctors talking with patients Patients talking with doctors: Improving communications in medical visits second edition. Praeger, California, 2006
- Roter DL, et al : Improving physician's interviewing skills and reducing patient's emotional distress. A randomized clinical trial. Arch Intern Med 155 : 1877-1884, 1995
- Ralston JD, et al : Group health cooperative's transformation toward patient-centered access. Med Care Res Rev 66 : 703-724, 2009
- Silverman J, et al : Skills for Communicating with patients 2nd edition. Radcliffe, Oxford, 2005

- Simpson SH, et al : A meta-analysis of the association between adherence to drug therapy and mortality. BMJ 333 : 15, 2006
- Sprenkle DH, et al : Intervention research in couple and family therapy: a methodological and substantive review and an introduction to the special issue. J Marital Fam Ther 38 : 3-29, 2012
- Stalberg P, et al : E-mail access and improved communication between patient and surgeon. Arch Surg 143 : 164-168, 2008
- Suzuki M, et al : Physical and psychological Effects of 6-week tactile Massage on Elderly Patients With Severe Dementia. Physical and psychological Effects of 6-week tactile Massage on Elderly Patients With Severe Dementia. Am J Alzheimers Dis Other Demen 25 : 680-686, 2010
- Takemura YC, et al : Which medical interview behaviors are associated with patient satisfaction? Fam Med 40 : 253-258, 2008
- Tuckett D, et al : Meeting between Experts: an approach to sharing ideas in medical consultations. Tavistock, London, 1985
- von Wagner C, et al : Health literacy and health actions: a review and a framework from health psychology. Health Educ Behav 36 : 860-877, 2009
- Waitzkin H, et al : Information-giving in medical care. J Health Soc Behav 26 : 81-101, 1985
- Walker J, et al : Insights for internists: "I want the computer to know who I am". J Gen Intern Med 24 : 727, 2009
- Weinberger SE, et al : Educating trainees about appropriate and cost-conscious diagnostic testing. Acad Med 86 : 1352, 2011
- White J, et al : "Oh, by the way..." : the closing moments of the medical visit. J Gen Intern Med 9 : 24-28, 1994
- White JC, et al : Wrapping things up: a qualitative analysis of the closing moments of the medical visit. Patient Educ Couns 30 : 155-165, 1997
- Wilson P, et al : How perceptions of a simulated physician-patient interaction influence intended satisfaction and compliance. Soc Sci Med 16 : 1699-1703, 1982
- Wu JR, et al: Low literacy is associated with increased risk of hospitalization and death among individuals with heart failure. J Gen Intern Med 28 : 1174-1180, 2013

索引

欧文

closed question　64, 72
closed question 分散法　70
door in the face technique　116
door knob question　73, 74
foot in the door technique　115
I メッセージ　113
IADL　195
low ball technique　116
open question　64, 72
review of system　61
RIM model　107
YOU メッセージ　112

和文

あ行

相槌　132
――, 高度な　146
―― の効用　138
アドヒアランス　91, 106, 124
―― が不良な患者の指導方法　108
医療
―― の不確実性　230
―― の枠組みの拡大　214
医療契約の法的な位置づけ　236
医療コミュニケーション上の共感　46
医療サービス　24
医療面接における主導権　211

応召義務　246
応答獲得方略　113

か行

解釈モデル　6, 8, 61, 65
―― の乖離, 医師患者間の　9
カウンセリング　152
家族の希望, 緩和ケア領域　173
カテゴリー依存処理　160
過度な要求　229
患者
――, 話が長い　118
―― の希望, 緩和ケア領域　173
―― の話を上手く中断するテクニック　118
患者もどきへの対応法　234
感情失禁　202
緩和ケア領域　171
共感　45
――, 医療コミュニケーション上の　46
―― を感じてもらう前提条件　47
―― を患者に実感させる3つのステップ　46
口調　132, 136
クレーム　214
傾聴　48, 152, 153
傾聴態度の深化　156
検査スケジュールの明示　24
検査の所要時間　25
後医は名医　86
コーチング　152, 155
コンコーダンスモデル　48

さ行

雑談　16
サマライズ　32
死生観　174
視線　132
宗教的な側面　174
周辺言語　131
受診動機　7, 66
受容　152, 155
受容的態度　153
受療行動　7
承諾先取り法　116
情報の非対称性　230
譲歩的要請法　116
診察終了時　72
身体診察並行法　71
心理的距離　216
診療拒否　246
スピリチュアルペイン　175
生命予後延長　171
説得的コミュニケーション　113
ゼロポジション　155
前医は善意　86
専門用語　53
属性推論　160

た・な行

タクティールケア　76
段階的要請法　115
治療スケジュールの明示　24
治療の所要時間　25
手当て　76
難癖　214
二者択一誘導法　117

は・ま・や行

パーソナリティ障害　210
白衣　160
パラランゲージ　131
ピークエンドの法則　110
ピースミール処理　160
非言語性コミュニケーション　131
表情　132, 134
ヘルスリテラシー　90, 91
暴力，暴言　212
保清整容　194
前口上先行法　69
メディカルスタッフの感情　175
ユニフォーム効果　160
抑揚　132